常用韓藥엑스劑
活 用 法

常用韓藥엑스劑
活用法

尹 康 著

북 넷

▣ 추천의 글

黃帝內經이 저술되기 훨씬 전부터 지금까지, 수 천 년 동안 우리 곁에서 각종 질병을 해결해주던 우리의 동양의학이 20세기에 들어서면서 그 眞價가 쇠퇴하기 시작하고, 더욱이 庚戌國恥 이후로 일본에 의한 강제합병 시기에는 거의 유명무실해진 것은 정말 통탄할 일이 아닐 수 없습니다.

그러나 일본의 湯本求眞을 비롯해 몇몇 뜻있는 분들과 그동안 在野에서 묵묵히 醫業을 지켜온 분들에 의해서, 다시 동양의학의 중요성이 부각되고 발전의 기틀을 마련하게 된 것은 불행 중에도 천만다행한 일로서, 溫故知新함은 물론이고 이제 와서는 독립된 의학 분야로서 우뚝 서고, 특히 만성적이고 난치성인 질환에서 탁월한 치료효과를 자랑하게 되었습니다.

그런 중에도 약사의 한약은 이승길님과 조필형님 및 이재희님 등을 비롯한 많은 선배 약사들과 한방 제약회사들의 노력과 정성으로 근래 수 십 년동안 더욱 발전되고 과학화 되어, 세간에서 한동안 멀어졌던 한약이 많은 약사들을 통해 환자들에게 친근하게 밀착되면서 질병 치료의 한 영역을 확실히 확보하게 되도록 하였으며, 1996년에 개정된 약사법에 따라 실시한 한약 조제약사 자격시험에는 마침내 수 만 명의 약사들이 응시하고 합격하는 쾌거를 이루고, 따라서 환자들에게 한약의 접근성을 더욱 높게 할 수 있게 되었습니다.

이러던 차에 30년 가깝게 한약을 공부하고 약국을 운영하며 환자들에게 적용하여 많은 보람을 얻은 윤강 선생께서, 실제 약국 일선에서 주로 응용하고 좋은 결과를 얻은 한약 엑스 제제를 중심으로 비교적 실용성과 활용성이 높은 90여 方劑를 정리한 것을 출간하게 되니, 醫藥業을 하는 분은 누구나 항상 가깝게 두고 참고하고 바로 응용할 수 있는 손 안의 책이 될 것임을 믿습니다.

이 책의 특징은 方劑의 구성과 적용 病證 및 典據를 비롯해 상세한 처방의 해설 및 다른 유사한 효능을 가진 方劑와의 감별법을 기재하였으며, 응용방면에서는 기존 서적 중에 있는 다른 분들의 경험에 저자의 직접 경험을 더하여, 공부하고 응용하고자 하는 분으로 하여금 간접 경험의 실감을 느낄 수 있도록 하였습니다.

특히 이미 한약을 취급하는 약사들은 물론이지만, 한약조제자격증이 없는 약사들도

지금 일반의약품으로 분류되어 있는 한약 엑스 제제를 투약하는 것은 전혀 법률적인 제약이 없는 상황이므로, 더욱 切磋琢磨하여 환자들의 고통을 줄이기 위하여 공부하고 응용하는 데 있어서 이 책을 잘 활용하시기를 바라는 마음에서, 감히 추천의 글을 쓰고 저자의 노고에 감사를 드리는 바입니다.

2009년 5월 15일

의학박사 · 약사 **정 종 한** 謹書

■ 序 文

本書는 本人이 약국을 운영하면서 주로 응용하고 있는 韓藥엑스제를 중심으로 그 활용법을 정리한 것입니다.

동양권에서 고대로부터 전래되어, 오랜 세월 효과가 입증되어 널리 애용되고 있는 처방들 중 뼈대가 되는 것들이 현대에는 과학화되어 제약회사에서 과립제 또는 환제로 제조・공급되고 있습니다.

이러한 여러 처방 중에서 실제 임상에 필요한 것을 선정하여 활용법을 정리한 것입니다.

제약회사에서 공급되는 한약엑스제는 확정된 처방을 기준으로 만들어진 것이며, 그 효과가 널리 입증된 완벽한 처방이라고 할 수 있습니다.

오랜 세월 그 효과가 입증되고 널리 사용되고 있는 각각의 처방을 환자 개개인의 體質과 證에 얼마나 정확하게 선택하여 활용하는가가 가장 중요한 문제라고 할 수 있습니다.

현대의학에서 해결하지 못하는 많은 난치성 질환, 환자 개개인의 체질에 기인한 질병 등에 대한 근본적인 해결책을 韓方에서 제시하는 경우가 많습니다. 그리고 그 치료사례는 우리 주위에서 무수히 많이 접할 수 있습니다.

本書는 인체 질병의 비밀과 각자의 체질에 대한 해결책이 담겨져 있는 이러한 처방들을 응용하여 어떻게 정확하게 隨證治之할 것인가에 중점을 두고 정리한 것으로, 韓藥엑스제를 응용하는 臨床家 諸位께 다소나마 참고자료가 될 수 있지 않을까 생각되어 책으로 발간하게 되었습니다.

부족한 면도 많고 정정하여야 할 점도 있으리라 사료되며, 많은 지도편달 바랍니다.

끝으로 本書의 발간에 있어 많은 조언을 아끼지 않으신 한 진호 선배님(한국 만성질환치료 연구회원, 前 대전시 약사회 학술위원장), 김 강조 선배님께 감사의 말씀을 드립니다.

2009년 5월

尹 康

차 례

常用韓藥엑스劑 活用法(가나다 順)

01 加味歸脾湯

가미귀비탕

處方

人蔘(6.0), 茯笭(6.0), 白朮(6.0), 甘草(2.0), 黃芪(6.0), 酸棗仁(6.0), 龍眼肉(6.0), 當歸(4.0), 遠志(4.0), 木香(2.0), 生薑(4.0), 大棗(4.0), 柴胡(3.0), 山梔子(3.0)

證

1. 顔色不良(顔色蒼白 내지 萎黃色)
2. 脾氣虛症狀(食慾不振, 헛배부름, 食後嗜眠, 疲勞·倦怠, 出血)
3. 心血虛症狀(貧血, 健忘, 頭眩, 動悸, 不眠, 淺眠, 多夢)
4. 神經過敏(精神不安)

處方解說

本方은 脾胃氣虛를 補하는 四君子湯을 기본으로 하여 理氣·養心·鎭靜하는 藥材로 구성된 方劑로, 脾氣虛와 心血虛의 兩虛를 雙補하는 동시에 신경과민증을 鎭靜하는 처방이다.

本方은 한마디로 腦를 많이 쓰는 사람에 대한 補藥이라고 할 수 있는데, 투약 목표는 생각을 많이 하거나 근심·걱정이 많고, 心身이 過勞하여 心臟과 胃가 약해지고, 이로 인하여 消化不良과 신경증상, 不眠을 호소하는 사람이다.

本方적응 體質者는 본래 胃腸이 허약한 體質者로서 全身的으로 貧血경향을 나타내며 피로·倦怠·無力感을 잘 느낀다. 體格이 튼튼하고 얼굴선이 강하고 腹壁의 긴장이 강하며 消化器 기능이 왕성한 사람에게는 맞지 않는 처방이다.

본래 胃腸허약體質者가 생각을 많이 하거나 근심·걱정이 過多하거나 心身이 지나치게 過勞하게 되면 신경계 失調를 초래하며 얼굴이 창백해지거나 누렇게 떠서 萎黃色을 나타내게 된다. 古人은 思慮가 지나치면 脾를 상하여 脾氣가 虛해져서 心肝의 血을 조절할 수 없게 됨으로써 本方證이 나타난다고 하였다.

腦로의 血液供給이 제대로 이루어지지 않아 貧血과 頭眩이 있으며, 健忘症을 호소하는 사람이 많으며 心血虛로 動悸를 나타내기도 한다.

本方 적응자는 脈에 힘이 없고 식욕부진하며 복부근육이 연약무력한 사람이 많으며, 소화불량이나 복부가 팽만하여 헛배가 잘 부르며 식사 후 나른하고 졸리며 잠이 쏟아지기도 하는데, 이는 脾氣虛에 의한 것이다.

思慮過多나 心身過勞로 인하여 신경계 失調를 일으켜 수면장애를 호소하는 경우가 많은데, 本方적응 體質者의 수면장애의 특징으로는 낮에는 잠이 와서 건들건들 졸다가도 밤에는 不眠・淺眠이 된다. 밤에 잠이 잘 들지 않고 잠이 들어도 깊은 잠을 잘 이루지 못하고 잠이 깨기 쉽고 꿈이 많으며 아침에 일어나기가 힘들다.

脾氣虛로 腹部나 四肢筋肉의 긴장력이 떨어질 뿐만 아니라 血管壁 平滑筋의 긴장력이 저하되어 血小板감소나 皮下出血・慢性出血・血尿가 있는 경우에 本方은 全身의 血管壁 平滑筋 긴장력을 높여주고 血小板 기능을 높여 出血이 안 되도록 유도한다.

- 理血歸脾하는 方劑로서 實證 體質者에는 부적당하다.
  또한 胸脇苦滿이 있는 사람이나 炎症性 充血이 있는 사람 등에는 사용할 수 없다.
  일반적인 他 補劑가 가슴에 걸려서 복용하기 나쁘다고 할 경우 本方이 좋은 수가 있다.
- 원래 체질이 허약하고 消化器 기능이 弱한 者로서 과도하게 精神이 피로하여 나타나는 諸般증상, 혹은 病後 쇠약해졌을 때 貧血을 회복하고 체력을 補하며 신경증상을 치료하는 효과가 있다.

鑑 別

〔補中益氣湯〕

脾胃氣虛가 主. 手足倦怠, 冷性, 筋無力, 아토니 體質者.
신경증상은 적다.

〔불면증에 대한 처방비교〕

本方은 원래 胃腸허약體質者. 消化器가 弱하고 밥맛이 없으며 얼굴이 누렇게 뜨고 영양상태가 나쁘면서 오는 불면증에 응용한다.
溫膽湯은 弛緩性 체질로 胃內停水 있는 虛證 體質者이다.
酸棗仁湯은 思慮過多로 생각을 많이 해서 肺에 津液이 부족해서 오는 불면증에 해당한다.
黃連解毒湯은 實證 體質者로서 腦血管 充血에 의한 불면증이다.
本方은 食後嗜眠인 데 반해 酸棗仁湯은 虛勞性 嗜眠症이다.

應　用

- 불면증, 精神不安, 신경쇠약증 등에 응용한다.
- 心身의 過勞, 貧血, 病後쇠약 등에 응용한다.
- 健忘症 치료에 응용할 경우가 많다.
- 月經過多.　出血이 오래 끌고 貧血이 심하고 쇠약경향이 있고 脈·腹 모두 힘이 없고 식욕부진, 動悸, 不眠 등을 호소하는 데 사용한다.
- 弛緩性 子宮出血로 貧血이 오래 계속되고, 체력이 회복되지 않는 것에는 本方을 장기간 복용시킨다.
- 신경을 많이 쓰거나 영양상태가 좋지 않아 생긴 出血에 잘 듣는다.
  예를 들면, 子宮出血, 腸出血, 胃潰瘍, 血尿, 衄血 등에 응용한다.
- 胃潰瘍의 경우 소량의 出血이 오래 계속되고, 그 때문에 貧血, 羸弱을 일으킨 것에 쓴다.
- 子宮下垂.　貧血이 심하고 신경증상이 수반되는 경우 응용한다.
- 子宮內膜炎(帶下).　出血이 오래 끌고 貧血이 수반되는 帶下에 응용한다.
- 出血이 멎지 않고 찔끔찔끔 나오는 脾氣虛 경우나 交接出血에는 補中益氣湯을 合方하여 쓴다.
- 腎虛에 六味地黃湯을 合方한다.
- 血虛에 四物湯을 合方한다.
- 肝膽虛에 小柴胡湯, 溫膽湯 또는 加味逍遙散을 合方한다.
- 痰飮에 二陳湯을 合方한다.

02 加味逍遙散

가미소요산

處　方

柴胡(6.0), 芍藥(6.0), 甘草(3.0), 薄荷葉(2.0), 當歸(6.0), 茯笭(6.0), 白朮(6.0), 生薑(4.0), 牧丹皮(4.0), 山梔子(4.0)

證

1. 神經質, 精神不安症(肝氣鬱結)
2. 疲勞倦怠感(脾氣虛)
3. 貧血(血虛)
4. 血虛煩熱(顏面紅潮, 四肢苦煩熱, 口燥咽乾)
5. 頭痛, 肩痛, 背筋痛, 月經前 乳房腫脹

處方解說

本方은 精神的 스트레스(肝氣鬱結)를 緩解하는 四逆散에 補血의 四物湯, 健脾和胃의 四君子湯을 合方한 뜻이 있는 方劑로 脾虛(氣虛) 血虛인 사람의 肝氣鬱結을 풀어주는 代表方이다.

少陽病의 虛證(小柴胡湯의 虛證)으로 胸脇苦滿 증상은 가볍고 피로하기 쉬우며, 肝臟의 機能障礙(血虛肝燥)로 여러 신경증상을 호소하는 사람을 목표로, 氣를 잘 돌게 하고 血을 고르게(理氣和血) 함으로써 肝血을 보하고 肝氣를 풀어주며 精神을 안정시켜 주는 효과를 나타낸다.

本方적응 體質者는 체력은 中정도 혹은 다소 弱한 허약체질로 신경질, 피로감, 貧血을 나타낸다. 얼굴은 逆上하여 붉으스레하나 발은 차다고 하는 型에 안성맞춤인 方劑이다.

소위 心身症으로 환자 自身이 자기 마음을 잡을 수 없는 경우를 목표로 많이 활용한다. 精神不安하고 憂鬱, 怒發, 動悸, 頭眩, 不眠, 淺眠, 多夢 등 不定愁訴症을 호소하는데, 대부분의 경우 속을 끓여서(肝火) 오는 것으로, 本方 적응자는 感情調節이 잘 안 되는 편이며 일반적으로 감정변화에 따라 몸이 과민반응을 나타낸다.

血虛煩熱이 나타나는데, 얼굴이 붉게 달아오르거나 手足에 煩熱感을 느끼거나 입안이나 목이 마르기도 하며 煩熱・灼熱感을 호소한다. 소위 逍遙性 熱感으로 얼굴색이 다소 붉으면서 熱感이 얼굴과 등쪽으로 화끈 달아오르며, 熱이 식으면 오싹한 느낌이 든다고 하는 경우가 많다. 이런 逍遙熱은 기온이 상승하거나 月經前에 증상이 더 악화하고 날씨가 서늘하면 好轉되는 등 일정하지 않은 것이 특징이다. 감정변화에 따라서 몸이 과민하게 반응하여 逍遙性 熱感이 나타나며, 하루 중에서는 오후시간대에 주로 나타난다.

手足은 대체로 冷한 편이나 四肢苦煩熱이 신경증상에 의해 발생할 수 있다.

小柴胡湯의 虛證으로, 胸脇苦滿 증상은 가볍고 腹壁은 얇고 腹直筋이 긴장하는 경향이 있고, 腹部 膨滿感을 수반하는 경우도 있는데 腹壁이 아주 연약하지는 않다.

신경증이 심한 경우 月經前 乳房腫脹을 나타내기도 한다.

血虛症이 현저하게 나타나서 女性의 경우 生理量이 적거나 無月經, 또는 週期延長이 된다.

大小便의 경우 과민 痙攣性 변비를 수반하기도 하며, 과민성 膀胱神經症으로 殘尿感, 下腹部 膨滿感, 排尿痛 등을 나타내는 일이 있다.

- 本方은 小柴胡湯의 邊方으로 보아야 하며, 小柴胡湯 體質者보다 虛證인 者로 胸脇苦滿 증상이 가볍고 피로하기 쉬우며, 여러 가지의 신경증상이 수반되는 경우에 좋다.
- 婦人들의 신경성 호소에 잘 듣는다. 처방목표는 月經不調가 되어 熱이 왔다갔다 하고 午後가 되면 양 볼이 발갛게 上氣되는 증상에 좋다.

鑑　別

- 日本의 古書에 나온 解說을 보면 加味逍遙散은 小柴胡湯의 邊方이며 小柴胡湯보다는 조금 肝虛證이 있는 것이다.

〔柴胡桂枝乾薑湯〕

허약하게 된 柴胡證. 上熱裏寒證으로 가슴이 건조하고 下腹部가 冷한 경우에 응용한다. 허약체질, 또는 消耗性 疾患의 慢性化로 表와 上焦에 虛熱이 있고 裏에는 寒이 있고 氣上衝을 일으킨 경우이다.

〔補中益氣湯〕

신경증상은 적고 手足倦怠, 弛緩性 체질로 피로하기 쉽고 易汗出, 言語輕微, 眼勢無力.

應　用

- 更年期障害, 血行不順症, 月經不順, 流産이나 人工中絶 後에 일어나는 여러 가지 신경증상에 응용한다.
- 신경쇠약, 히스테리, 불면증, 肩痛 등에 응용한다.
- 화를 잘 내는 사람이나 질투심이 많은 女性의 경우 활용한다.
  婦人이 肝氣가 怒하여 질투를 자주 하고 火氣가 올라 얼굴쪽이 赤色이 되고 發狂이라도 할 것 같은 證에 좋다.
  男子라도 자주 성내는 사람들에게 좋다고 되어 있다.
- 잔소리가 많은 女性의 경우 응용의 기회가 많다.
- 肝硬變의 初期로 腹水가 없는 경우.
  中國에서는 肝硬變의 初期에 脇下疼痛, 肝腫大, 腹脹, 口乾, 口苦, 小便黃, 코피 등이 있어 腹水가 없는 경우 加味逍遙散이 제일 좋다고 한다.
- 慢性 肝炎에 활용한다. 當歸芍藥散을 合方하기도 한다.
  ⇌ 小柴胡湯＋桂枝茯笭丸
- 生理後 조금씩 出血이 비치는 것. 속을 끓여서(肝火) 온 경우 활용한다.
- 月經前에 얼굴에 작은 丘疹이 생겨서 누르면 물만 나오고 흔적이 빨갛게 되는 여드름에 좋다. 薏苡仁을 가한다.
- 膀胱 神經症으로 頻尿, 殘尿感, 排尿痛, 下腹 膨滿感이 있을 때는 猪苓湯이나 五淋散을 合方한다.
- 女性의 過敏性 大腸症候群.
  瀉下劑를 복용하면 腹痛이 일어나는 변비에 응용한다.
- 맺힌 肝氣를 풀고 胃氣를 고르게 하기 위해 香蘇散을 合方한다.
- 精神的 스트레스에 의한 蕁麻疹에 消風散을 合方한다.

〔加味逍遙散合四物湯〕

- 月經不順, 月經困難, 更年期障害, 血道症 등에 응용한다.
- 皮膚枯凋하고 色澤이 나쁜 허약체질의 婦人으로, 胃腸장해는 없고 어깨가 결리고 피로하기 쉽고 精神不安 등의 신경증이 있는 경우에 응용한다.
- 氣上逆, 顔面紅潮, 眼充血, 激怒, 衄血, 灼熱感, 惡寒 交替 등 熱證이 加해진 경우.
- 손발바닥, 가슴에 煩熱, 灼熱感이 있고, 심할 때는 指掌角化症이 생겨 發赤龜裂로 고생하며, 이런 血虛煩熱이 낮보다는 저녁이나 야간에 더 심해지는 경우.
- 婦人의 완고한 皮膚病 肝斑(주근깨), 慢性濕疹.
  肝기능의 장해로 발생하는 肝斑에 잘 쓰인다.

虛證 貧血性인 婦人으로 更年期 가까이에서 나타난 肝斑의 경우 本方으로 개선되는 사람이 있다.

한편, 虛證의 婦人에게 많이 보이는 慢性濕疹으로, 發疹상태는 滲出物이 적고 結痂되지 않으며, 건조하여 瘙痒感을 호소하는 사람에게 응용한다.

- 男女 불문하고 全身에 옴모양 가려움이 심하고 諸藥이 효과가 없는 것에 四物湯을 合方한 本方을 쓰면 좋다.
- 女性의 경우 生理量이 적거나 無月經 또는 週期延長이 된다.
  血虛로 몸이 여위고 皮膚가 枯凋하고 潤氣가 부족하다.
  기미나 검버섯이 얼굴에 끼는 경우에 응용의 기회가 많다.
- 過敏性 大腸症候群으로 변비時. 신경쓰면 便秘者.
- 胃腸허약으로 下痢하기 쉬운 사람, 本方을 복용하고 식욕이 감퇴하는 사람에게는 써서는 안 된다.

03 葛根湯

갈근탕

處　方

葛根(12.0), 麻黃(6.0), 生薑(6.0), 大棗(6.0), 桂枝(4.0), 芍藥(4.0), 甘草(4.0)

證

1. 無汗
2. 項背部 緊張
3. 頭痛, 身體痛
4. 惡寒發熱, 脈浮緊

典　據

傷寒論曰, 太陽病, 項背强兀兀 無汗惡風, 葛根湯主之.
太陽與陽明合病者, 必自下痢, 葛根湯主之.

處方解說

本方은 桂枝湯의 桂枝, 芍藥을 減量하고 葛根, 麻黃을 加한 表實熱證用 藥으로 桂枝湯보다 체력의 充實度나 體表의 緊張度가 강하나 麻黃湯보다는 弱한 사람에게 널리 사용되는 方劑이다.

表에 寒邪가 侵犯하면 惡寒 發熱과 함께 筋肉이 굳어져 뻣뻣해지는데, 특히 無汗이면서 項背部 긴장이 심할 때 이를 목표로 한다.

本方은 表寒邪 侵犯에 의한 感氣몸살 뿐만 아니라 急性 熱性病의 初期증상인 感氣독감이나 化膿初期 感染症에도 널리 응용된다. 또한 신체上部의 局限性 緊張 등을 목표로 응용범위가 매우 넓다.

아주 허약한 체질이 아닌 한 널리 사용가능하나 胃腸 허약자, 식욕부진자, 嘔吐・惡心이 있는 者는 禁忌이다. 胃腸 허약자에게 사용하면 때로 脫力感이 생기거나 식욕부진을 일으키는 일이 있다.

- 本方은 感氣에 가장 흔히 응용되는데, 太陽病으로 다음과 같은 증후복합을 목표로 한다. 즉 惡寒・發熱, 脈은 浮하여 만지기 쉽고 긴장하며, 項部・肩背部의 緊張感 등이 있는 사람이다.
  이 경우의 惡寒은 언제나 신체가 오슬오슬 寒氣를 느끼는 것을 가리킨다. 일정한 시간에 한해서 惡寒이 일어나고, 또 사라지는 것과는 구별하지 않으면 안 된다.

鑑 別

〔桂枝湯〕

평소 허약體質者로 表虛自汗, 즉 皮膚의 抵抗力이 弱한 사람의 外感에 응용한다.

〔桂枝加朮附湯〕

表虛의 狀이 있는 寒濕痺에 응용한다.

〔麻黃湯〕

實證으로 無汗, 身痛, 喘咳.

應　用

- 感氣, 독감, 肺炎, 腦膜炎 등 熱性病의 初期에 本方證이 잘 나온다.
- 신체 上部의 局限性 긴장, 化膿初期 感染症 등에 응용한다.
  五十肩의 初期, 肩背部의 凝結, 팔이나 손의 통증에 응용한다.
  신체 上部, 즉 눈·귀·코·咽喉 및 皮膚의 化膿初期 感染症에 쓴다. 예를 들어 結膜炎·角膜炎·麥粒腫·中耳炎·流行性耳下腺炎·鼻炎·蓄膿症·蕁麻疹·帶狀疱疹의 水疱의 初期·乳腺炎 등등 응용의 범위가 넓다. 또한 鼻粘膜 充血에 의해 코를 고는 것에 대해서도 사람에 따라 응용한다.
  上記에 대해 응용할 경우 惡寒·發熱을 수반하지 않는 경우가 많다.
- 慢性鼻炎, 코막힘, 蓄膿症 등에 本方 또는 葛根湯加川芎辛夷에 柴胡淸肝湯을 合方하는 경우가 많다.
- 입주위가 건조하고 빨갛게 되는 경우, 물집 등에 응용한다.
  柴胡淸肝湯, 小柴胡湯 등을 合方한다.
- 口眼喎斜의 경우 本方 가감으로 해결되는 경우가 많다.
- 乳汁缺乏症, 젖몸살
  乳腺의 發育이 좋아 乳汁이 충분히 나올 상태면서 鬱滯되어 나오지 않고, 어깨가 뻐근하고 惡寒 등을 호소하는 사람에게 좋다. 實證 體質者로 어깨가 결리고 몸에 寒氣가 드는 젖몸살에 응용한다.
  炎症鬱滯 등이 있을 때는 排膿散及湯을 合方하기도 한다.
- 변비에는 大黃을 加한다.
- 急性 腸카타르. 熱이 나면서 泄瀉, 惡寒 수반시 응용한다.
  몸살이 있으면서 惡寒, 泄瀉前 腹痛이 있고 排便後 後重感이 있는데 腹痛은 적고 가볍다. 本方 복용 후 가볍게 發汗시키면 熱과 惡寒이 사라지고, 泄瀉와 裏急後重도 緩解된다.
- 물집이 생기는 모든 皮膚病으로 痛·痒·瘡이 있을 때 응용한다.
- 만성질환에 장기투여시 小柴胡湯을 合方하기도 한다.
- 허약 또는 피로감이 있는 경우 흔히 雙和湯을 合方(雙葛湯)해서 쓴다.

〔葛根湯加川芎辛夷〕

葛根湯證으로 코막힘이나 慢性鼻炎, 蓄膿症이 있는 사람에게 흔히 사용되는 처방이다.

04 甘麥大棗湯

감맥대조탕

處　方

浮小麥(28.0), 甘草(6.0), 大棗(5.0)

證

精神分裂症 또는 神經症

1. 울었다 웃었다 기분이 자주 변한다.
2. 하품이나 기지개를 자주 한다.
3. 神經衰弱症, 不眠

典　據

金匱曰, 婦人藏躁, 喜悲傷欲哭, 象如神靈所作, 數欠伸, 甘麥大棗湯主之

處方解說

本方은 히스테리樣 症候(藏躁)에 대한 神經安靜劑이다.

輕度의 脾虛・血虛인 상태로 營養失調로 말미암아 외부자극에 대한 처리능력이 저하되어 腦의 抑制過程 및 興奮過程이 失調된 사람에 대해 養心安神시켜 신경질 發作을 鎭靜鎭痙시키는 일종의 神經安靜劑라고 할 수 있다. 발작적으로 신경흥분이나 痙攣發作이 있는 증상으로 喜悲의 差가 크다.

本方적응 體質者는 性格이 小心하고 消極的인 者로서 특별한 이유없이 서글퍼지기도 하고 기분이 자주 변하기도 한다. 스트레스에 약해 自律神經의 失調가 되어 외부의 사소한 자극으로도 과민반응이 일어나 筋肉의 强直을 가져온다. 항상 하품이나 기지개(일종의 筋肉痙攣)를 많이 하고 히스테리 發作을 나타내기도 하며 奇癖, 疑夫・疑妻症을 나타내기도 한다.

本方證者는 胃內停水는 없으며, 兩腹直筋이 拘急해 있는 경우가 많고, 단 것을 좋아하는 사람이 많다.

• 腦神經系統의 急迫증상을 가라앉히는 효과가 있어 히스테리, 신경쇠약증에 흔히 사용된다. 신경의 흥분이 심한 것을 鎭靜시키고, 急迫的인 痙攣증상을 緩和시키는 효과가 있다. 자주 悲傷해서 슬퍼지거나 울고, 不眠으로 괴로워하거나 심한 경우 狂躁의 상태를 나타내는데, 發作이 맹렬한 激症에 사용하여 탁월한 효과를 얻는 일이 많다. 藏躁는 히스테리를 말하는데, 이에 국한하지 않고 확대해서 다각도로 쓰인다.

鑑 別

• 가끔 히죽히죽 웃는 것으로 右側배가 결리는 사람은 甘麥大棗湯證이고, 心下가 답답한 사람은 黃連解毒湯證이라고 한다.

〔黃連解毒湯, 三黃瀉心湯〕

躁鬱症. 躁의 상태로 시끄럽게 하며 웃었다가 怒했다 하는 감정의 동요가 심한 데 쓰인다. 自閉症 경우 上焦에 熱이 있을 때는 黃連解毒湯을 활용한다.

〔半夏厚朴湯〕

胃內停水, 內攻性 氣鬱症, 咽喉異物感.

應　用

- 癲癇發作, 히스테리發作, 疑夫·疑妻症, 奇癖發作, 精神分裂症, 노이로제, 不隨意運動, 更年期障碍 등에 응용된다.
- 夜啼症, 夜驚症, 夢遊病 등에 응용된다.
  조그만 자극에도 과민하여 잘 놀라는 아이, 신경의 흥분으로 일어난다고 생각되는 경우에 활용한다.
  낮과 밤이 바뀌어 밤에 우는 아이에게 응용한다.
  小兒의 夜啼症에 많이 응용하는데 小建中湯보다 더 히스테릭하게 우는 데 쓴다.
- 男性보다는 女性이나 小兒에 사용할 경우가 많다.
- 잘 놀라거나 보챔, 잘 무서워함, 잘 웃거나 우는 등의 증상에 응용한다.
- 臨床經驗上으로 柴胡加龍骨牡蠣湯과 함께 처방될 때가 많다.
- 虛證 환자의 경우 抑肝散이나 桂枝加龍骨牡蠣湯과 함께 투약할 경우가 많다.
- 自閉症의 경우 上焦에 熱이 없는 경우 활용한다.
  上焦熱 경우 黃連解毒湯.
- 히스테릭한 者의 胃痙攣, 子宮痙攣 등으로서 急迫性 증상에 응용한다.
- 更年期의 自律神經失調症.
  半夏厚朴湯, 抑肝散 등을 合方해야 할 경우가 있다.
- 血虛가 심하면 四物湯이나 芎歸膠艾湯을 合方한다.
- 氣虛가 심하면 補中益氣湯이나 歸脾湯을 合方한다.
- 肝氣鬱結에는 四逆散이나 加味逍遙散을 合方한다.
- 腹滿에는 香蘇散이나 半夏厚朴湯을 合方한다.
- 消化는 잘 되나 속이 쓰리고 陰虛火動者의 경우 滋陰降火湯을 合方한다.
- 신경이상의 眞因이 瘀血에 있다는 점을 고려하여 투약한다.
- 痙攣性 咳嗽
  다른 처방이 듣지 않는 경우 때때로 묘한 효과를 나타낸다.
- 胃炎에의 적용.
  小麥이 君藥이어서 脾胃腸이 燥하거나 枯해서 생긴 속쓰림(찬물 자주 복용)이나 神經性 胃炎에도 활용한다.
  단것을 먹으면 뱃속이 가라앉는다고 하는 者면 더욱 좋다고 한다.
  安中散과 合方하면 효과가 상승한다.

05 甘草瀉心湯

감초사심탕

處　方

半夏瀉心湯에서 甘草 增量.

證

1. 精神不安
2. 心下痞硬
3. 嘔吐, 트림
4. 腸內雷鳴, 下痢
5. 食慾不振
6. 不眠(淺眠, 多夢)

典　據

• 傷寒中風, 醫反下之, 其人下痢 日數十行, 穀不化, 腹中雷鳴, 心下痞鞭而滿, 乾嘔, 心煩不得安, 醫見心下痞, 謂病不盡, 復下之其痞益甚, 甘草瀉心湯主之.
• 狐惑之爲病, 狀如傷寒, 默默欲眠, 目不得閉, 臥起不安, 蝕於喉爲惑, 蝕於陰爲孤, 不欲飮食, 惡聞食臭, 其面目, 乍赤乍黑乍白, 蝕於上部則聲嗄, 甘草瀉心湯主之.
• 金匱要略 : 蝕於上部則聲喝, 一作嗄, 甘草瀉心湯主之.

處方解說

本方은 半夏瀉心湯에서 氣의 動搖가 더 심하여 心煩·神經性이 과민한 者, 또는 下痢가 더 심하고 胃痛이 極甚, 고통스런 者를 목표로 한다.

本方 적응자는 精神이 불안하고 신경과민이며 不眠인 경우도 있는데, 아주 잠을 못 자는 것이 아니라 뱃속이 불안해서 깊은 잠을 못 자고 꿈을 잘 꾼다. 식욕이 不振하며 嘔吐感이나

트림을 하며 口內炎이나 목이 쉰 증상을 나타내기도 한다. 心下痞硬이 있고 腹中雷鳴과 심한 下痢를 한다. 本方證의 下痢는 1일 7-8회의 回數가 많은 泄瀉를 하는데 泄瀉前에 腹鳴을 하고 한꺼번에 좍 泄瀉를 하고 나면 개운하고 속이 편해지는 특징이 있다.

- 本方은 心下痞硬, 腹中雷鳴, 下痢를 주된 목표로 하여 쓰는데 裏急後重은 없고 腹痛도 그다지 심하지 않다.
  本方은 半夏瀉心湯證으로 泄瀉, 불안감이 심할 때 쓴다. 腹中이 雷鳴하고 不消化性下痢가 생겨 1일 7-8回의 심한 下痢를 한다. 혹은 下痢하지 않고 心煩하여 기분이 불안정하거나 不眠, 口內炎, 혹은 목이 쉬기도 한다.
- 甘草를 增量한 것은, 甘草가 急迫증상을 緩和시키는 효과가 있어서 心煩, 氣分不穩을 제거하기 때문이다.

鑑　別

〔人蔘湯〕

구별점은 腹中雷鳴의 有無이다.

人蔘湯은 陰證藥으로 本方보다 胃寒이 심하고 小便量이 많으며 泄瀉後에 기운이 빠진다.

本方 복용으로 오히려 下痢가 심해질 때는 人蔘湯을 생각한다.

〔黃芩湯〕

1일 7-8回, 腹直筋 拘攣, 泄瀉前 腹痛, 後重感.

죽같은 泄瀉.

應 用

- 下痢 腹鳴이 심하거나 신경과민증.
  불안, 초조 등 自律神經 亢進이 있는 下痢에 잘 듣는다.
  急慢性腸카타르로서 心下痞硬, 腹中雷鳴, 泄瀉하는 경우에 本方이 잘 듣는다.
  麥酒를 마신 後에 泄瀉하는 者에도 本方證이 있다.
- 불안하고 불면증이 있을 때 활용한다.
  뱃속이 불안해서 기분이 안정되지 않아 깊은 잠을 못 자고 꿈을 잘 꾼다.
  여름에 더위로 胃腸이 약해져서 熟眠을 못 취할 때도 응용한다.
- 口內炎, 목이 쉬는 것. 陰部潰瘍.
  虛實中間 정도의 體質者로 心下痞硬, 精神不安感이 수반되는 것에 사용한다. 종종 되풀이되는 경우에는 本方을 長服한다.
  胃腸장해가 있는 사람으로 신경쇠약, 히스테리 등으로 목이 쉰 경우 응용한다.
- 胃腸쇠약이 원인이 된 노이로제.
- 口臭. 本方적응 體質者로 口內炎이나 舌炎을 일으키기 쉽고 口臭가 나는 경우 응용한다.

06 桂麻各半湯

계마각반탕

處　方

桂枝(4.0), 芍藥(4.0), 甘草(4.0), 生薑(4.0), 麻黄(4.0), 大棗(4.0), 杏仁(4.0)

證

1. 두드러기
2. 顔面紅潮
3. 脈浮
4. 大小便 異常 無

典　據

- 傷寒論曰, 太陽病, 得之八九日, 如瘧狀, 發熱惡寒, 熱多寒少, 其人不嘔, 清便欲自下, 一日二三度發, 脈微緩者, 爲欲愈者也, 脈微而惡寒者, 此陰陽俱虛, 不可更發汗, 不可更吐也, 面色反有熱色者, 未欲解也, 以其不能得小汗出, 身必痒, 宜此湯.
- 方極曰, 治桂枝湯 麻黃湯 二方證相半者.

處方解說

本方은 桂枝湯과 麻黃湯을 各半씩 合方한 것으로, 太陽病(表位) 中에서의 半表半裏에 病邪가 있어 表證은 확실한데 汗腺의 機能障礙로 無汗도 自汗도 아니면서 發汗이 잘 안될 때 發汗療法으로 치료하는 처방이다.

本方 적응자는 虛實 中間인 보통 體格者로, 太陽病(表位)에서의 汗腺의 機能障礙로 發汗이 잘 안 되어 皮膚가 가렵고 두드러기, 濕疹, 皮膚가 서문서물한 등의 증상이 나타난다. 두드러기는 주로 顔面, 手足 등의 노출부분에 발생하고 모래와 같은 赤반점으로 심히 가려우

며 顔面이 紅潮되고 특히 입술이 붉어진다. 腹部에는 발생치 않고 大小便에 이상이 없고 嘔吐症도 없으며 食中毒과도 무관하다.

- 惡寒도 느끼지만 熱나는 느낌이 더 강하고, 熱이 나면 얼굴이 붉어진다. 또한 땀이 날 듯한데도 땀이 나지 않으니 신체가 가렵다. 이러한 症勢가 있으면 모든 熱病에 쓸 수 있다.
- 顔面은 陽氣의 상태를 잘 알 수 있는 곳이다. 顔面이 붉은색을 띠는 것은 陽氣가 정체되어 있기 때문이다. 本方에서의 顔面紅潮는 발산해서 땀을 내는 만큼 陽氣가 없어진다는 뜻이다.

  本方에서의 顔面紅潮는 心熱의 上衝에 의한 顔面紅潮, 腎水의 枯渴에 의한 顔面紅潮, 血虛肝燥에 의한 顔面紅潮 등과는 구별하지 않으면 안된다.

鑑 別

〔葛根湯〕

寒冷性 두드러기. 無汗, 項背部 긴장, 惡寒發熱, 脈浮緊.

〔大青龍湯〕

蕁痲疹. 本方의 경우와 유사하여 낮에는 일반적으로 가려움을 호소하지 않으나 밤이 되면 全身瘙痒을 호소하고 煩燥者. 絶對無汗. 빨간 膨疹이 생겨 몹시 가렵고 잠을 잘 수 없을 때 응용한다.

〔十味敗毒散〕

알레르기性 濕疹, 蕁痲疹. 患部 赤色 小發疹.

患部가 건조치 않고 分泌物이 적다.

〔白虎加人蔘湯〕

瘙痒部 赤味, 건조, 煩渴.

自汗 또는 尿量增大로 脫水, 體液이 喪失된 상태.

應 用

- 急性熱病, 蕁麻疹, 食中毒, 乾性 皮膚病 등에 응용한다.
- 두드러기. 주로 顔面, 手足 등의 노출부분에 발생하고 모래와 같은 赤반점으로 심히 가려운 경우 응용한다.
  또한 초기증상으로 外見上 증상이 가볍고, 가려움만을 호소하는 경우에 쓰여진다.
- 寒冷性 두드러기
  汗腺의 機能障礙를 고치는 처방이다.
- 氣管支 喘息
  찬바람을 쐬면 기침하는 者.
- 食中毒 등으로 顔面, 특히 입술이 붉어지는 蕁麻疹에는 本方을 合方하는 것이 좋다.
- 장기간에 걸쳐 微熱이 계속되고, 특별히 다른 愁訴가 없는 경우 本方이 奏效하는 일이 있다.

07 桂 枝 湯

계지탕

處 方

桂枝(6.0), 芍藥(6.0), 大棗(6.0), 生薑(6.0), (炙)甘草(4.0)

證

1. 惡寒 또는 惡風
2. 自汗
3. 發熱, 頭痛, 身體痛
4. 氣上衝(逆上感)
5. 脈浮弱

典 據

傷寒論曰, 太陽病, 外證未解, 不可下之, 下之爲逆, 欲解外者, 宜桂枝湯.
太陽中風, 脈陽浮陰弱(中略), 嗇嗇惡寒, 淅淅惡風, 翕翕發熱, 鼻鳴乾嘔者, 桂枝湯主之.
太陽病, 下之後, 其上衝者, 可與桂枝湯, 若不上衝者, 不可與之.

處方解說

本方은 表虛自汗인 허약體質者의 營血衛氣가 부족한 것을 營衛를 調和하면서 表에 들어온 寒邪를 辛溫解表하는 表寒虛證用 方劑이다.

本方적응 體質者는 평소부터 허약한 사람으로 表가 虛하여 自汗경향인 者, 즉 皮膚의 抵抗力이 弱한 사람의 外感에 쓰이는 일이 많다. 脈이 浮弱하고 表가 虛하다는 것은 葛根湯이나 麻黃湯에 비해 허약체질에 쓰인다는 것을 나타내는 것이다. 本方 體質者의 腹證은 반드시 일정치는 않으나 脈弱에 상응하는 것으로 결코 强壯充實한 腹은 아니다.

表에 風寒이 侵入했을 때 體表部의 血管 및 汗腺의 기능이 弱化되어 있어 惡風 自汗일 때, 血行을 촉진하고 신체를 따뜻하게 하며 諸臟器의 기능을 향상시킴으로써 허약자의 表虛自汗을 辛溫解表하는 方으로, 일종의 强壯劑의 性格도 가지고 있다. 本方은 傷寒論의 맨처음에 나오는 처방으로 많은 처방의 기초가 되어, 本方을 기본으로 한 많은 加減方이 있다.

- 땀이 자연히 스며나오는 상태인 경우에 쓰지만, 땀이 나오지 않는 경우에 써도 좋다. 땀이 나지 않더라도 脈이 뜨고(浮) 느리다면(緩) 쓸 수 있다. 熱이 없는 일반雜病에 쓸 때는 惡風이나 惡寒은 없으나 脈은 弱하다.
  本方은 허약體質者에 쓰이는 처방으로 腹壁이 단단하고 皮膚가 두껍거나, 裏에 熱이 많은 體質者에는 쓸 수 없다.

鑑　別

〔麻黃附子細辛湯〕

少陰病(陽虛表寒), 허약하고 無氣力한 體質者의 콧물感氣, 목感氣, 惡寒이 많고 熱感이 적은 感氣.

〔眞武湯〕

疲勞倦怠感, 手足冷症, 脈微弱, 胃內停水.

眞寒假熱, 寒氣가 심한 感氣, 柴胡劑를 복용하면 泄瀉者.

〔香蘇散〕

胃腸허약(心下痞)하고 신경질(氣鬱)인 사람의 初期感氣.

應　用

- 땀이 조금 나는 初期感氣로 허약자나 姙娠前後에 응용한다.
- 小兒가 땀이 나면서 熱이 날 때.
  感氣에 걸리기 쉬운 乳兒의 强壯에도 응용한다.
- 寒冷에 의한 腹痛時 人蔘湯을 合方한다. 腹痛을 수반하는 感氣.
- 少陰人의 慢性泄瀉에 응용할 수 있다.
  人蔘湯이나 眞武湯을 合方한다.

〔桂枝加葛根湯(桂枝湯에 葛根8.0을 加한 것)〕

- 方極曰, 治桂枝湯證而項背强急者.
  傷寒論曰, 太陽病, 項背强兀兀, 反汗出, 惡風, 桂枝加葛根湯主之.
- 桂枝湯과 같으나 목덜미와 등에 强直을 느낌.
- 老人이나 小兒, 또는 허약자의 感氣初期에 목이 뻣뻣할 때.
- 葛根湯을 썼으면 좋은 증상으로 脈의 긴장이 弱하고 表虛自汗인 경우. 桂枝湯에 葛根湯을 合方한다.

〔桂枝加黃芪湯(桂枝湯에 黃芪4.0을 加한 것)〕

- 헛땀을 많이 흘리는 感氣.
- 表虛가 더 심하여 自汗, 盜汗이 많고 추위타는 것이 심하면.
- 上半身 특히 등에 땀이 잘 나는 체질.
- 濕潤性 皮膚炎, 皮膚潰瘍.
  上半身 發汗, 尿量減少, 허약자.

〔桂麻各半湯(桂枝湯+麻黃湯) --- 桂麻各半湯 項 參照.〕

- 太陽病 中에서의 半表半裏에 病邪(寒冷性 - 汗腺의 機能障碍)
- 表證은 확실한데 無汗도 自汗도 아니면서 發汗이 안될 때.
- 보통체격자로 表證은 있으나 發汗이 안 되어 顔赤 身痒한 者.
  좁쌀같은 붉은 반점이 顔面·手足 등의 노출부위에 발생하고 몹시 가려움. 顔面이 紅潮된다. 특히 입술이 붉다.
- 찬바람을 쐬면 기침하는 자.

08 桂枝加龍骨牡蠣湯

계지가용골모려탕

處 方

桂枝(6.0), 芍藥(6.0), 龍骨(6.0), 牡蠣(6.0), 大棗(6.0), 生薑(6.0), 甘草(6.0)

證

1. 下腹部 腹直筋 緊張(小腹弦急)
2. 臍下動悸
3. 逆上症(眩暈, 脫毛 많음)
4. 性的 神經衰弱(임포, 夢精)
5. 疲勞, 興奮 잘 하는 虛弱體質

典 據

金匱曰, 夫失精家, 小腹弦急, 陰頭寒, 目眩髮落, 脈極虛芤遲, 爲淸穀亡血失精, 桂枝加龍骨牡蠣湯主之.

脈得諸芤動微緊, 男子失精, 女子夢交, 桂枝加龍骨牡蠣湯主之.

處方解說

本方은 桂枝湯에 龍骨, 牡蠣를 加한 것으로, 허약體質者의 氣虛勞(下焦虛勞)에 의한 虛火上逆을 안정시키고 氣血을 補하면서 氣血循環을 촉진시켜 체력을 補强하는 下焦虛勞方으로 桂枝湯證에 神經症, 性的 衰弱症이 있을 때 사용하는 처방이다.

本方이 적응하는 體質者는 평소 허약한 자로서 신경이 과민하여 흥분하기 쉽고 끈기가 없으며 사소한 일에도 잘 놀란다. 눈앞이 깜깜하고 잘 어지러우며 脫毛가 많다. 불면증이 있고 이상한 꿈을 많이 꾼다. 腹壁이 얇고 下腹部 腹直筋이 긴장(小腹弦急)하여 있고 臍下動悸

를 나타낸다. 下腹部가 冷하고 腹滿感 혹은 腹痛을 호소하기도 하고 飮食物이 不消化된 채로 原型 그대로 배출되기도 한다. 皮膚는 건조한 편이며 筋肉이 無力하고 發汗하기 쉽다. 性的 衰弱症으로 男子는 夢精, 女子는 夢交를 하기도 한다. 男子는 下腹部가 뻣뻣하고 晝夜로 色情이 있고, 女子는 情慾妄動하는데 뜻을 이루지 못할 때 本方證이 나타난다고 한다.

鑑 別

〔**柴胡加龍骨牡蠣湯**〕

實證 體質者로서 胸脇苦滿, 변비 등의 증상이 있을 때 사용한다.

〔**柴胡桂枝乾薑湯**〕

氣上衝, 腹部冷感 등은 비슷하나, 腹部가 연약無力하고 臍上動悸를 나타낸다. 胸脇滿微結 등 허약하게 된 柴胡證이다.

〔**脫毛症에 대한 처방비교**〕

本方은 虛證 體質者로 氣虛勞, 下焦虛勞에 의한 虛火上逆으로 눈앞이 깜깜하고 잘 어지러우며 머리카락이 잘 빠지는 사람에 응용의 기회가 많다.

大柴胡湯은 實證, 筋骨型 體質者로 머리카락이 적거나 圓形脫毛症, 혹은 대머리인 경우에 응용한다.

柴胡加龍骨牡蠣湯은 實證型이나 다소 小心한 性格의 煩驚者로 精神的 스트레스에 의한 경우에 응용한다. 가슴이 답답하고 精神不安이 있으며 변비기가 있는 사람에게 적합하다.

毛髮脫落의 防止를 위해 六味地黃湯에 雙和湯을 合方하여 장기간 복용하기도 한다.

그 밖에 八味地黃丸이나 補中益氣湯, 黃芪建中湯 등을 選用하며, 체질에 따라 적의 가감한다.

應　用

- 性신경쇠약, 性慾過多, 정력감퇴, 임포 등에 응용한다.
  男子의 夢精, 女子의 夢交 등 性的 神經症에 응용한다.
- 神經症, 불면증, 夜啼症 등에 응용한다.
- 虛證 體質者의 脫毛症에 응용할 경우가 많다.
- 체질이 약한 사람의 癲癎에는 本方에 甘麥大棗湯을 合方한다.
- 皮膚枯凋, 無潤 痲痺感, 眼精피로 등 血虛症이 분명할 때는 四物湯을 合方한다.
- 夜尿症. 小建中湯의 證과 비슷하며 잠이 덜 깨어 어리둥절하는 경향이 있을 때 쓴다.
- 신경질이나 허약체질로 心悸亢進 또는 下腹部에서 動悸를 自覺하고 發汗하기 쉬운 者.
  半夏厚朴湯을 合方한다.
- 遺精, 夢精에는 淸心蓮子飮을 合方한다.

09 桂枝加芍藥湯

계지가작약탕

處　方

桂枝(6.0), 芍藥(12.0), 大棗(6.0), 生薑(6.0), 甘草(4.0)

證

1. 腹滿時痛
2. 右腹直筋緊張

典　據

傷寒論曰, 本太陽病, 醫反下之, 因爾腹滿時痛者, 屬太陰也, 桂枝加芍藥湯主之.

處方解說

本方은 桂枝湯에 芍藥을 增量한 陰證藥으로 桂枝湯과 芍藥甘草湯을 合方한 것이라고도 볼 수 있다.

本方적응 體質者는 桂枝湯이 적응하는 허약자로 腹壁은 일반적으로 탄력이 없고 얇으며 腹部에 充實感이 없다. 腹筋이 긴장하고 있는 일이 많은데, 右腹直筋이 더 긴장하고 있고, 他 부분은 둥글게 퍼져 있으며 눌러 보면 軟하고 抵抗感이 없는 상태이다.

腹直筋 긴장과 虛腹滿이 主證인데 각각 한 가지만 나타나는 수도 있다. 腹水도 宿便도 없는 대표적인 腹滿이다.

- 太陽病인데 泄瀉를 시켰기 때문에 脾臟의 氣가 虛하고, 裏의 津液이 부족하게 되어 虛熱이 생기고, 배가 땅기고 때때로 통증을 느끼는 경우의 치료약이다.
- 時時腹痛, 腹滿, 後重
  설사와 변비가 교대로 일어나기도 한다.
- 腹痛의 虛實은 가볍게 눌러볼 때 아프고 깊이 눌러서 통증이 감소하면 虛이고, 깊이 눌

러서 더욱 아파지면 實이다.

〔桂枝加芍藥大黃湯〕

下腹部가 膨滿하고, 腹直筋도 긴장되어 있으며 腹壁의 탄력이 없고 脈에도 힘이 없는 환자의 변비에 쓴다. 배가 부풀고 大便이 보고 싶으나 後重感이 심하다. 本方 적응者는 實證用 下劑를 쓰면 腹痛을 호소한다.

鑑 別

〔芍藥甘草湯〕

血虛에 의한 筋肉痙攣性 疼痛, 筋肉의 수축.

虛腹滿은 없다.

〔大黃牧丹皮湯〕

右下腹部 抵抗壓痛, 實證體質者로 腹壁이 단단하다.

炎症 및 血鬱滯, 변비.

〔桂枝伏笭丸〕

左下腹部 抵抗壓痛, 血塊, 腹部에 탄력이 있고 充實.

〔大建中湯〕

虛腹滿은 유사하나 腹部 전체가 연약無力하고 蠕動亢進과 不安. 冷으로 인한 가스充滿 및 平滑筋 痙攣.

〔五積散〕

寒濕, 氣血水宿食寒 五積 停滯.

〔腹痛을 수반하는 感氣에 대한 처방비교〕

葛根湯과 本方 모두 熱이나 惡寒, 頭痛 등을 수반하며 泄瀉 및 裏急後重은 동일하다. 本方은 自汗 경향인 데 반해서, 葛根湯은 無汗이며 腹痛도 그다지 심하지 않고 가볍게 取汗하면 熱과 惡寒이 사라지고, 泄瀉와 腹痛, 裏急後重도 緩解된다.

柴胡桂枝湯은 上腹部의 통증을 수반하면서 胸脇苦滿과 往來寒熱 등 柴胡證을 동반하는 感氣에 응용한다.

心下冷으로 인한 腹痛과 表虛自汗인 허약자의 경우에는 人蔘湯에 桂枝湯을 合方한다.

眞武湯은 新陳代謝機能이 衰退한 者로서 腹痛・泄瀉를 하면서 惡寒이 심한 경우에 응용한다.

應　用

- 배에 가스가 차고 아픈 경우의 基本方이다.
- 腹痛을 수반하는 感氣에 응용한다.
  頭痛이 있고 自然히 發汗하며 發熱이나 寒氣가 있고 배가 부풀고 아픈 것 같은 경우에 좋다.
- 飮酒後 泄瀉.
- 腸의 筋肉에 기운이 빠져 발생하는 下痢 또는 변비에 응용한다.
- 虫垂炎 初期 時痛이 있을 때, 炎症病毒 및 血鬱滯가 아니라고 판단될 때 試用해 볼만한 처방이다.
- 배가 아프고 가스가 차고 消化不良時에는 香砂平胃散을 合方한다.
- 血虛가 심하면 當歸建中湯을 合方한다.
- 양쪽 腹直筋이 다같이 긴장시에는 桂枝茯笭丸을 合方한다.
- 腹冷, 腹痛時에는 證에 따라 理中湯이나 大建中湯을 合方한다.
- 本方證과 같으나 그 증상이 심하거나 변비가 있을 때.
  배가 부르고 腹痛이 심하거나 변비시에는 大黃을 加한다.(桂枝加芍藥大黃湯)

10 桂枝加朮附湯

계지가출부탕

處方

桂枝(6.0), 芍藥(6.0), 生薑(6.0), 大棗(6.0), 甘草(4.0), 蒼朮 또는 白朮(8.0), 附子(2.0~4.0)

證

1. 四肢麻痺感(知覺障害)
2. 四肢屈伸困難
3. 추위 잘 타고 手足 冷(닭살, 陰證型 惡寒)
4. 舌濕潤하고 芒刺가 없다.

典據

傷寒論曰, 太陽病, 發汗遂漏不止, 其人惡風, 四肢微急難而屈伸者, 桂枝加附子湯主之.

處方解說

本方은 桂枝湯에 蒼朮(또는 白朮), 附子를 加한 寒濕痺에 대한 基本方으로, 桂枝湯이 적응하는 表虛 상태에 寒濕 수반자에 대해 水滯를 제거하고 行血시킴으로써 寒濕痺를 개선하는 처방이다. 寒濕痺란 寒冷이나 濕氣의 자극으로 血管이 수축되어 四肢關節의 疼痛, 運動麻痺感, 知覺麻痺感 및 浮腫, 水滯가 생기는 것을 말한다.

本方적응 體質者는 桂枝湯이 적응하는 허약體質者로서 추위를 잘 타고 手足이 冷하다. 특히 下半身이 冷하며 發汗 또는 上氣하기 쉬운 表虛者이다. 頭痛, 어깨결림, 貧血, 自然發汗 등이 있기도 하며 舌은 濕潤하고 亡刺는 없으며 식욕은 여전하다. 下半身이 極度로 冷하며 四肢麻痺感(知覺障害), 四肢屈伸困難을 나타낸다. 手足, 顔面, 關節의 麻痺感 및 四肢關節의 腫脹이 있는데 疼痛은 비교적 가볍고 冷해지면 악화하고 따뜻하게 하면 좋아지는 특징을 가지고 있다. 皮膚는 추위를 잘 타며 닭살이 잘 된다. 腹部는 右腹直筋 拘攣을 나타내며 冷해지면 腹痛・下痢를 일으키기도 한다. 汗 과다배출로 體液이 적어져서 小便量이 감소하기도 한다.

- 寒濕痺에 대한 基本方으로 散寒祛濕 효능의 朮附湯의 證을 桂枝湯이 보조한다고 볼 수 있다.
  寒濕痺한 주로 寒冷이나 濕氣의 자극으로 血管이 수축되어 運動痲痺感과 組織의 浮腫, 水滯現狀이 생긴 것이라고 볼 수 있다.

鑑　別

- 手足冷, 自汗, 惡風, 小便難, 尿色透明, 頭痛極甚 등 陰虛證의 半身不隨나 口眼喎斜에는 續命湯을 쓸 수 없고 本方을 써야 한다.
- 葛根湯은 表實인 데 반해서 本方은 表虛의 狀이다.

〔當歸四逆加吳茱萸生薑湯〕

少陰病 환자를 목표(表의 寒).

虛冷症, 貧血傾向者, 手足厥冷, 內有久寒.

末梢血管 수축으로 인한 冷과 疼痛.

應　用

- 神經痛이나 關節痛, 류마티스에 빈번히 응용되며 장기복용이 가능하다. 아픈 부위의 腫脹이나 疼痛이 모두 가벼우며 熱感이 없고 冷하다.
- 痺證에 대한 祛風濕의 方劑로 表虛冷性인 者의 肩痛에 효과가 우수하다.
- 腦出血 後의 半身不隨로 冷症인 者, 키크고 마른 型의 半身不隨에 응용 가능하다.
- 神經痛, 顔面神經痲痺, 慢性으로서 冷症인 者에 응용한다.
- 中風 후유증으로 찬바람을 쐬면 感覺이 둔해지거나 痙攣을 일으키는 사람, 추운 곳에 가면 팔다리가 어둔해지거나 顔面신경이 痲痺되는 사람, 몸이 무거워 거동이 불편한 사람 등에 응용된다.
- 東洞曰, "上衝하고 身體骨節疼痛, 小便不利인 者를 治한다"라고 하였다.
- 寒에 의한 口眼喎斜, 추운 데서 술을 마시다가 입이 돌아가는 경우 즉시 투약하면 회복에 좋다.
- 맑은 分泌物이 나오는 中耳炎이나 蓄膿症에도 응용할 수 있다.
- 項背强急이 있고 無汗 경향일 때는 葛根湯을 合方한다.

11 桂枝茯苓丸

계지복령환

處 方

桂枝(6.0), 茯苓(8.0), 牧丹皮(6.0), 桃仁(6.0), 芍藥(6.0)

證

下冷上熱 瘀血證

1. 左下腹部 抵抗壓痛
2. 口脣舌色 鬱血性 暗紫色
3. 生理不順
4. 逆上症(頭痛, 肩痛, 眩暈, 耳鳴)

典 據

金匱曰, 婦人宿有癥病, 經斷未及三月, 而得漏下不止, 胎動在臍上者, 爲癥痼害妊娠, 六月動者, 前三月經水利時胎下血者 後斷三月衃也 所以血不止者 其癥不去故也, 當下其癥, 桂枝茯苓丸主之.

處方解說

本方은 實證瘀血에 쓰는 대표적인 驅瘀血劑로 血液의 粘度를 낮추어 全身各處의 血鬱滯 상태를 개선하는 처방이다.

本方적응 體質者는 평소 비교적 체력이 있고 貧血경향은 없는 사람이다. 얼굴이나 口脣에 充血이 있고 口脣 舌色이 鬱血性 暗紫色을 나타내며 頭痛, 어깨결림, 眩暈, 耳鳴 등의 逆上症을 나타내기도 한다. 腹部는 일반적으로 탄력이 있고 充實하며, 연약無力한 사람은 적다. 左下腹部에 血塊가 있어 抵抗이 있는 부위가 認知되고, 이 부위에 壓痛이 있으면 本方적응 瘀血症의 목표가 된다. 이 壓痛 부위는 깊이 눌러야 통증을 느낀다. 婦人의 경우 일반적으로 生理 前後에 疼痛이 심하고 週期도 不同이며 量도 많다.

- 虛實中間인 體格의 사람이 瘀血로 인한 諸증상을 呈하고, 貧血의 경향이 없고 증상이 激甚하지 않은 데 널리 응용한다. 婦人에 많이 사용하지만, 婦人에 국한하지 않고 男子에게도 빈번하게 쓰인다.

鑑 別

〔桃核承氣湯〕

本方 적응자보다 實하고 腹壁의 긴장도 强한 體質者로 변비를 수반하는 자이다. 증상도 本方證보다 動的으로 나타나서 動搖性 氣上逆증상을 나타내며 急迫증상(如狂)을 수반하기도 한다. 左下腹部의 血塊는 本方의 경우는 깊이 눌러야 통증을 느끼는 데 반해서 살짝만 눌러도 통증을 느낀다.

〔當歸芍藥散〕

貧血性, 피로, 冷症, 生理가 늦어지고 소량.

應　用

- 生理不順에 응용한다.
  下腹部에 血塊가 만져지거나 抵抗 壓痛이 있는 경우에 흔히 사용한다. 일반적으로 生理前後에 疼痛이 심하고 週期도 不同이며 量도 많다.
  子宮筋腫이나 子宮炎 등에 의한 月經過多에도 사용하며 流産後 出血이 멎지 않는 경우에도 응용한다.
  子宮의 膣癒着 등에 의한 瘀血로 無月經時에도 응용한다.
- 끝이 검은 여드름에 응용한다.
- 本方證 같으면서도 허약한 氣味가 있을 때, 또는 浮腫, 小便不利가 있을 때는 當歸芍藥散을 合方한다.
- 子宮筋腫. 환자의 주먹보다 작은 것은 本方으로 가능하다고 한다.
- 여드름, 기미, 手掌角化症에는 薏苡仁을 加한다.
- 慢性 虫垂炎 또는 移動性 맹장증으로 疼痛이 적으나 壓痛이 걷히지 않는 者.
- 外傷으로 인한 關節炎, 血腫이 있고 屈伸困難 호소자.
- 消炎・排膿이 필요시에는 薏苡仁 또는 桔梗을 加한다.
- 眼底出血에는 苓桂朮甘湯을 合方한다.
- 帶下症에 응용한다.
  濃性은 아니나 乳白性인 경우가 많고 때로 血液.
- 生理痛. 血이 검고 血塊가 많으며 瘀血일 때는 溫經湯을 合方한다.
- 瘀血을 수반하는 結膜炎, 糖尿病性 眼疾患에는 八味地黃丸에 本方을 合方한다.

12 藿香正氣散

곽향정기산

處　方

白朮(4.0), 厚朴(4.0), 陳皮(4.0), 甘草(3.0), 生薑(4.0), 大棗(4.0), 藿香(6.0), 蘇葉(6.0), 白芷(6.0), 大腹皮(6.0), 桔梗(4.0), 茯苓(6.0), 半夏(4.0)

證

1. 內傷(心下痞, 惡心, 嘔吐, 下痢, 腹痛, 食慾不振)
2. 外感(惡寒, 發熱, 頭痛, 身重)

處方解說

本方은 胃內水毒을 제거하는 二陳湯에 發表劑(蘇葉, 白芷)와 胃氣調整 健胃劑(藿香, 茯苓, 大腹皮, 桔梗)를 加하여 전체적으로 시원하면서 향기있고 물빼는 약으로 濕困脾胃와 表邪를 다스리는 처방이다.

濕困脾胃란 濕邪에 의한 脾胃의 機能障礙로 胃腸의 失調와 이에 수반하는 水分의 吸收와 排泄障碍를 말한다. 夏節期 과도한 冷房 등 風寒外感으로 表寒이 되고, 冷한 飮食이나 燥濕한 環境, 感染症 등으로 특히 夏節期에 발생하는데, 本方은 脾胃기능을 조정하여 水毒과 食(痰飮宿食)을 제거함으로써 胃의 正氣를 되찾아 주는 方이다.

- 內傷, 外感을 兼한 統治方으로 널리 운용된다.
  즉, 脈과 腹이 虛하지 않고 땀도 없으며 外感으로 인한 頭痛, 肢節痛, 惡寒, 發熱, 咳嗽와 함께 신체 권태감이 있고 內傷으로 腹痛泄瀉, 惡心嘔吐, 胃內停水 등이 있을 때.
  風寒과 暑濕을 發散하고 下痢와 腹痛을 다스리는 처방이다.
- 內傷으로 濕氣가 정체한 데다가 다시 風寒을 얻어 脾胃에 濕邪가 정체한 症을 치료하는 方劑로 寒熱頭痛, 嘔吐泄瀉, 脘腹悶痛, 舌白苔가 辨證의 요점이 된다.
- 傷寒論 처방과 비교해 보면 桂枝湯보다는 小柴胡湯 病證에 더 가깝고 風寒뿐 아니라

暑濕도 잘 다스린다.

주로 少陰人에 많이 쓰이고 中間臟器 太陰人과 太陽人에게도 효과가 있다. 단 少陽人에게는 거의 쓰이지 않는다.

- 땀을 내기 위해 옷을 두텁게 껴 입는다.

鑑 別

〔五苓散〕

口渴, 尿量減少, 脈浮. 胃腸에서의 水分吸收不良이 원인이 된 嘔吐나 泄瀉.

〔平胃散〕

평소 튼튼한 體質者의 暴飮 暴食으로 인한 食毒과 수독 제거.

應 用

- 胃腸失調와 이에 수반하는 水分吸收와 排泄障碍로 나타나는 諸증상에 응용한다.
- 夏節期 더위에 지쳐서 全身 倦怠感, 口渴, 식욕부진 등 外感(여름감기, 頭痛, 發熱), 內傷(惡心, 嘔吐, 下痢, 腹痛)할 때 응용한다.
- 그다지 虛證이 아닌 體質者의 中暑 또는 夏節期 胃腸炎 등에 쓴다.
  즉 여름철 感氣, 嘔吐泄瀉, 더위먹은 데 좋다.
- 裏寒에 의한 腹痛下痢時에는 人蔘湯을 合方한다.
- 浮腫에는 五苓散을 合方한다.
- 어린이 사마귀에는 薏苡仁을 多量 加해서 쓴다.

13 芎歸膠艾湯

궁귀교애탕

處　方

當歸(6.0), 川芎(4.0), 芍藥(8.0), 乾地黃(8.0), 阿膠(4.0), 艾葉(6.0), 炙甘草(4.0)

證

1. 血虛(榮養不良)出血
2. 貧血
3. 皮膚枯凋
4. 四肢 冷
5. 腹部 軟弱

典　據

金匱曰, 師曰 婦人有漏下者 有半産後 因續下血 都不絶者 有姙娠下血者, 假令姙娠腹中痛爲胞阻, 膠艾湯主之(婦人雜病)

處方解說

本方은 四物湯을 기본으로 하여 阿膠, 艾葉, 炙甘草를 加한 虛證者(血虛, 榮養不良)出血에 대한 대표적 처방이다.

本方 적응자는 熱性 증후가 없는 虛證者로 營養失調狀態(血虛)가 기초가 되어 瘀血性 不正出血하는 데 대해 滋養强壯, 內分泌 調整 등으로 止血효과를 발휘한다. 따라서 炎症性이나 充血性 出血에는 부적당하다. 虛證者 出血, 특히 下半身 出血(鬱血性)이 오래 가며 貧血경향이 있는 데 대해 효과를 나타내지만, 本劑로 止血되지 않는 下血은 瘀血證이 있는 일이 많으므로 桂枝茯苓丸 등 驅瘀血劑를 생각해 본다.

鑑 別

〔三黃瀉心湯〕

心火와 胃火가 旺盛하여 迫血妄行함을 다스린다. 吐血, 衄血, 胃出血 등의 出血을 止血시킨다.

〔小建中湯〕

허약체질의 虛熱로 인한 出血에 대해 몸을 補함으로써 다스린다. 本方證의 코피는 피로할 때나 아침에 세수할 때 흘러나오는 경우가 많다.

〔加味歸脾湯〕

脾氣虛로 血管壁 平滑筋의 긴장력이 저하되어 皮下出血이나 慢性出血이 있는 경우, 本方은 全身의 平滑筋 긴장력을 높여주고 血小板 기능을 좋아지게 하여 出血이 안 되도록 유도한다.

〔溫淸飮〕

血虛・血燥・血熱用 方劑로 子宮出血, 血尿, 鼻血, 喀血 등 諸出血에 응용한다.

應 用

- 子宮出血, 血便, 血尿, 痔出血 등에 응용한다.
  膀胱炎으로 血尿時 단독 또는 倂用 사용한다.
- 子宮出血, 腸出血로 熱性증후가 없는 者 및 子宮內膜炎으로 赤白 分泌物이 계속 나오는 者에게 좋다.
- 下腹部痛, 貧血, 倦怠感 등은 있으나 腹痛은 가볍고 子宮出血, 痔出血 등을 主訴하며 下半身이 차가운 경우 활용한다.
- 痔出血이 있으며 四肢에 冷感이 있는 사람에게 좋다.
  止血만 되는 것이 아니라 痔까지 完快되는 경우도 있다.
- 妊娠中 流產하려고 出血時 응용한다.
- 外傷後 內出血 염려시 활용한다.
- 出血로 인한 諸貧血에 補血작용이 있다.
  보다 적극적으로 補血해야 할 때는 十全大補湯을 추가로 사용한다.
- 熱證時는 黃連解毒湯이나 溫淸飮을 合方한다.
- 血虛時는 歸脾湯을 合方한다.
- 氣虛時는 補中益氣湯을 合方한다.
- 얼굴이 검붉고 出血하며 熱狀時는 滋陰降火湯을 合方한다.
- 妊娠腹痛이나 出血陣痛樣 疼痛에는 當歸芍藥散을 合方한다.

- 쉴 때는 下血하지 않으나 돌아다니면 下血하는 경우에는 부적합하다.
  補中益氣湯이나 黃芪建中湯을 合方한다.
- 月經過多. 慢性貧血로 虛證을 나타내고 出血性 素質인 사람으로 補血을 필요로 하는 경우.
- 代償月經. 체질이 弱하고 冷하기 쉬우며 貧血氣味인 경우.

14 當歸四逆加吳茱萸生薑湯

당귀사역가오수유생강탕

處　方

當歸(6.0), 桂枝(6.0), 芍藥(6.0), 甘草(8.0), 生薑(12.0), 大棗(12.0), 吳茱萸(4.0), 細辛(6.0), 木通(4.0)

證

1. 手足과 下腹에 심한 寒冷感
2. 腰腹冷痛
3. 脈微細

典　據

傷寒論曰, 手足厥寒, 脈細欲絶者, 當歸四逆湯主之, 若其人內有久寒者, 當歸四逆加吳茱萸生薑湯主之.

處方解說

本方은 虛冷症으로 신체의 表와 裏가 冷却되고 寒冷으로 氣血의 順行이 방해를 받아 下腹痛, 腰痛, 頭痛 등을 호소하거나, 신체 내부에 오래된 寒飮이 있고, 氣의 動搖로 胸腹痛, 嘔吐 등을 나타내는 者를 목표로 한다.

本方은 當歸建中湯에 吳茱萸, 細辛, 木通을 加하여 內有久寒을 加溫除去하는 것으로 볼 수 있고, 當歸建中湯의 邊方인 當歸四逆散에 吳茱萸, 生薑을 加한 것으로 當歸四逆散이라는 이름 그대로 寒冷자극으로 인한 表位의 末梢血行不全으로 인한 表寒과 手足冷을 목표로 한 처방으로 裏寒이 慢性化(內有久寒)하여 下腹部도 冷이 있게 된다.

本方 적응자는 虛冷症인 少陰病 환자로 貧血 傾向者이다.

腹壁은 軟弱無力한 경우도 있고 긴장된 경우도 있으나 虛寒證이다. 下腹部에 오래된 寒

飮(內有久寒)이 있어 腰腹冷痛을 나타내는데 아랫배가 땅기면서 통증을 일으키고, 腹痛은 下腹部에서 上方으로 쳐 올라오면서 嘔吐氣를 나타내기도 하며 腹部 膨滿感을 나타내기도 한다.

四肢末端이 冷하고 凍傷에 걸리기 쉬우며 腰痛 또는 허리에서 다리까지 땅기는 듯한 自覺이 있기도 하다.

本方 적응자는 泌尿器나 生殖器 系統의 장해가 많다. 尿를 저리거나 야간의 失禁이 있기도 하며 排尿後 尿道로부터 下腹에 걸쳐 不快感이 있고, 피로하면 尿가 混濁하여 잘 나오지 않기도 한다. 性慾이 없고 不姙 경향인 경우도 있으며, 子宮下垂 脫出症이 흔히 있으며 性交로 인해 증상이 악화되기도 한다.

- 적응病態 : 營養상태가 좋지 않고 循環상태가 충분치 않은 사람이 寒冷자극을 받음으로써 末梢血管이 수축되어 冷과 疼痛을 초래한 상태가 된 것이다.

鑑 別

〔大建中湯〕

腹部에 冷感 및 가스, 腹部전체 軟弱無力, 발작적 腹痛, 蠕動亢進 및 不安.

〔當歸建中湯〕

여위고 허약體質者, 皮膚枯凋, 貧血性 피로, 腹壁이 얇고 긴장, 痛引腰背.

應　用

- 腹部 膨滿感, 추위로 인한 腹痛에도 사용 가능하다.
- 寒冷에 의해 팔다리 및 下腹部가 차고 아프거나 生理痛時.
- 坐骨神經痛. 四肢 末端이 冷하고 貧血경향이 있는 者.
  아래로 쏟아지려 하는 腰痛.
  허리에서 엉치 부위로 땅기면서 아프다고 호소시.
  腰痛의 경우 흔히 疏經活血湯과 合方한다.
- 寒冷한 者의 瘀血 제거시 驅瘀血劑와 合方하여 투약한다.
  수척하면서도 濕이 많아 보일 때.
  몸이 冷한 사람의 瘀血은 驅瘀血劑만 써서는 제거하기 어려운 경우가 많으므로 本方과 合方하여 써야 할 경우가 있다.
- 凍傷의 경우 桂枝茯苓丸이나 芎歸調血飮과 合方한다.
- 肝寒 : 血流의 부족=手足 冷
  여름에 선풍기 바람이 싫은 사람.
- 子宮下垂, 脫出症
  貧血氣味가 있는 冷症으로 아랫배가 땅기고 아픈 경우 사용하면 아주 훌륭한 효과.
- 無月經에의 응용.
  冷症으로 脈이 沈한 者.
  寒冷으로 腰痛, 下腹痛을 일으키는 經閉에 本方으로 溫하면 좋아지는 경우가 있다.
- 冷症이 있는 婦人들의 排尿障碍.
  排尿後 尿道로부터 下腹에 걸쳐 무어라 말할 수 없는 不快感이 있으며, 피로하면 尿가 混濁해서 잘 나오지 않는다. 檢査結果 특별한 이상이 없으면서 오래 고생하는 경우에 本方 적응증이 있다.
- 性慾이 없고 不姙경향, 性交로 인한 증상의 악화.
- 蕁麻疹. 色調가 희고 熱感이 없고 寒冷으로 출현하는 風寒型.
- 冷症으로 感氣에 걸리기 쉽고 凍瘡 등이 되기 쉬운 者로 알레르기性 鼻炎에 다른 처방보다는 本方으로 체질이 개선되며, 재채기의 頻發이 낫는 경우가 있다.

15 當歸鬚散

당귀수산

處　方

當歸(尾)(6.0), 赤芍藥(4.0), 烏藥(4.0), 香附子(4.0), 蘇木(4.0), 紅花(3.2), 桃仁(2.8), 桂心(2.4), 甘草(2.0)

處方解說

本方은 氣滯·血瘀로 胸腹脇痛하는 者와 打撲損傷으로 血結·氣凝한 것을 다스리는 驅瘀血活血劑이다. 活血化瘀劑로 분류되며, 또 理氣藥을 배합하여 血流를 촉진하고 瘀血배출을 도모한 처방이다.

- 멍은 皮下에 出血이 생긴 것이고, 浮腫은 血液이나 水分이 鬱滯하기 때문이며, 熱이 난다는 것은 炎症 때문이라고 해석한다. 또 통증은 壓迫으로 일어난다.
  이런 경우 本方을 사용하면 모든 증상이 개선되고 후유증이 남지 않게 된다.
- 통증부위 固定, 찌르는 듯한 刺痛.

鑑　別

〔通導散〕

當歸鬚散은 大小便은 잘 통하는 打撲損傷疾患, 胸脇腹痛인 데 反해서 通導散은 腹脹滿, 大小便不通이 主이다.

應 用

- 打撲傷, 胸腹刺痛 등에 응용한다.
- 瘀血과 結滯로 인한 변비에는 大黃을 加한다.
- 痰多에는 二陳湯을 合方한다.
- 胸腹滿, 大小便不通에는 桃核承氣湯을 合方한다(通導散의 의미).
  桃核承氣湯證의 瘀血 정도가 더 심한데다 氣血水가 다 정체된 것을 잘 통하게 한다.
- 外科的 手術이나 打撲傷을 입기 쉬운 運動選手.
  瘀血이 속히 사라지고 후유증 極小化.
- 帶狀疱疹 후유증으로써의 신경장해에 대한 예방 및 치료에 탁월한 효과가 있다.

16 當歸飮子

당귀음자

處　方

熟地黃(6.0), 當歸(10.0), 芍藥(6.0), 川芎(6.0), 蒺藜(6.0), 防風(6.0), 何首烏(4.0), 荊芥(4.0), 黃芪(4.0), 甘草(3.0)

證

가려움증을 수반하는 乾燥性 및 萎縮性 皮膚病變

處方解說

本方은 四物湯을 기본으로 하여 皮膚의 滋養强壯과 止痒을 목적으로 구성된 方劑로, 血虛한 體質者의 乾燥性 皮膚 가려움症에 대한 처방이다.

老人이나 허약인으로 대체로 야윈 型 體格으로, 貧血 경향이 있고 冷性인 體質者로 皮膚에 營養 및 血液供給이 제대로 되지 않아 汗腺, 皮脂腺 등 皮膚가 枯凋, 萎縮되고 가려움症을 주로 호소한다.

本方은 陰虛性이므로 熱狀이 없고 病変은 非活動的이며 分泌物도 적고 가려움만을 주로 호소한다. 가려워서 긁으면 소량의 피가 비치기도 하며 비듬같은 것이 떨어지고 트고 금이 가기도 한다.

이러한 증상은 낮보다는 밤에 더 심하고 여름철보다 늦가을 이후 겨울철에 기온이 떨어지고 皮脂腺 분비가 적어져서 증상이 악화한다.

목욕을 하면 일시적으로 기분이 괜찮으나 목욕을 자주 할수록 皮下脂肪이 빠져나가 증상이 더욱 악화한다.

〔當歸飮子의 목표〕

1. 流走性 瘙痒症(血虛生風; 야간에 甚)
2. 分泌物 없고 發赤도 두드러지지 않는다.
3. 皮膚건조(비듬)
4. 비듬과 비슷한 부스럼 딱지, 적은 龜裂(손발이 터지는 것)

鑑　別

〔溫淸飮〕

皮膚가 黃褐色 枯凋, 血熱, 皮膚건조, 瘙痒感

〔溫經湯〕

乾癬, 慢性濕疹, 下焦 虛冷性 瘀血者.

〔眞武湯〕

老人이나 허약자로 겨울에 많으며 皮膚에 이상이 없고 가려움만을 호소하는 경우 응용한다.

〔白虎加人蔘湯〕

瘙痒性 皮膚病에 활용한다. 瘙痒部 赤味, 건조, 煩渴

瘙痒이 심한 患部가 充血, 赤色, 건조한 皮膚炎, 乾癬, 蕁麻疹.

〔當歸四逆加吳茱萸生薑湯〕

蕁麻疹. 色調가 희고 熱感이 없고 寒冷으로 출현하는 風寒型.

應　用

- 老人이나 허약인의 皮膚發疹, 特히 皮膚枯凋하고, 分泌物이 적고 瘙痒感을 主訴하는 경우 많이 활용한다.
- 老人性 皮膚瘙痒症의 경우 八味地黃丸과 合方한다.
- 皮膚건조증이 심하면 四物湯을 合方한다.
- 發赤, 充血, 腫脹 등 熱症이 있으면 黃連解毒湯이나 溫淸飮을 合方한다.

17 當歸芍藥散

당귀작약산

處　方

當歸(3.0), 芍藥(16.0), 川芎(8.0), 茯苓(4.0), 白朮(4.0), 澤瀉(8.0)

證

1. 顔色이 희고 筋肉이 軟弱無力
2. 頭重, 頭冒感, 어깨결림
3. 貧血, 疲勞, 冷症
4. 下腹部 冷感, 膨滿無力, 痛症
5. 月經不順(生理가 늦어지고 少量)
6. 浮腫, 小便不利

典　據

金匱曰, 婦人懷妊, 腹中㽲痛, 當歸芍藥散主之.
婦人腹中諸疾痛, 當歸芍藥散主之.

處方解說

本方은 一連의 驅瘀血劑中 虛證 體質者에게 가장 널리 쓰이는 처방이다.
체질적으로 胃腸 기능이 허약하여 消化吸收기능이 저하(脾虛)되어 있는 상태에 全身的인 水分吸收 및 배설장해(水毒)가 곁들여 있으며, 全身的으로 영양상태가 좋지 못하고 貧血性을 띤다(血虛). 이에 수반하여 內分泌系와 自律神經系의 失調(氣上衝)를 일으키기 쉽다.
이러한 血虛・脾虛・水毒性 瘀血證에 대해 補血利水健脾하는 虛證 驅瘀血劑이다.

本方 적응 體質者는 體格이 여위고 貧血性이며 얼굴에 和色이 없고 眼瞼을 까보면 血色이 없고 白色을 띤다. 內省的 性格으로 無氣力한 感이 있을 때가 많고, 눈에 힘이 없고 말

소리에도 힘이 없으며 動作도 완만하다. 머리가 무겁거나 頭冒感이 있고, 어지러움이나 어깨 결림을 수반하기도 한다. 腹部는 冷하고 膨滿 無力하며 消化기능이 弱하다. 手足이 冷하고 筋肉의 긴장이 弱하며 皮膚에 潤氣가 없는 경향이 있다. 小便이 많은 경우도 있으나 小便이 줄어들면 浮腫을 수반하기도 한다.

婦人의 경우 生理가 늦어지고 소량이며 色이 어두운 경향이며 生理가 끝나도 개운한 느낌이 덜하다.

몸의 一部(手足, 腰脚 또는 下腹部)에 冷感을 느끼는 경우가 많으며 寒冷자극에 의해 諸般증상이 악화한다.

- 下腹部 冷感, 膨滿無力, 통증
- 腹中諸疾痛의 통증은 腹部 筋肉의 血虛와 冷으로 인한 痙攣性 통증이며 寒冷자극이나 月經과 관련하여 증상이 악화하는 예가 많다.

鑑 別

- 本方은 濕證用 方劑로 燥證用인 四物湯과 對比되며, 桂枝茯苓丸이나 桃核承氣湯에서와 같은 腹中血塊는 없다.

  本方은 血虛로 인한 月經痛이나 腹痛인 데 反해서, 桂枝茯苓丸이나 桃核承氣湯은 實證 瘀血로 인한 血行障碍이다.

〔冷 · 帶下에 대한 처방비교〕

當歸芍藥散 적응자는 묽은 帶下를 수반한다.

龍膽瀉肝湯, 大黃牧丹皮湯, 桃核承氣湯 적응자는 진한 帶下를 수반하고 냄새를 동반한다.

桂枝茯苓丸은 濃性은 아니나 진한 乳白性인 경우가 많고 때로 血液이 섞여 나오는 수도 있다.

芎歸膠艾湯은 子宮內膜炎으로 赤白分泌物이 계속 나오는 者에 해당한다.

溫經湯은 血液이 섞여 나오는 일이 있는데 단순한 腰部冷却에 의한 것이 목표이다.

淸心蓮子飮은 허약한 女性의 쌀뜨물같은 帶下로 赤白多量을 보인다.

蔘苓白朮散은 白濁같은 帶下를 나타낸다.

〔生理不順에 대한 처방비교〕

桃核承氣湯 적응자는 實熱의 血瘀로써 氣上逆, 如狂症있는 生理痛이다. 生理 시작 전에 아랫배가 아파온다.

桂枝茯苓丸 적응자는 月經前後에 疼痛이 심하고 月經週期도 不同이며 量도 많다. 左下腹部에 血塊가 있는데 깊이 눌러야 통증을 느낀다.

當歸芍藥散 적응자는 生理가 늦어지고 소량이며 끝나도 개운하지 않고 色이 어둡다.

四物湯은 月經不順, 月經痛 등 婦人의 諸 疾患을 治하는 婦人의 聖藥이다.

大黃牧丹皮湯은 熱實證으로 壓痛, 疼痛의 정도가 심하고 炎症이 있다고 생각되는 경우 응용한다.

加味逍遙散 적응자는 生理量이 적거나 無月經, 또는 週期延長을 나타낸다.

溫經湯은 下腹部 冷症을 수반하는 生理痛으로 生理가 오래도록 멈추지 않는 상태를 나타낸다. 不姙, 不定性器出血, 月經遲延, 月經過少, 無月經 등이 보인다.

當歸四逆加吳茱萸生薑湯은 寒冷에 의해 팔다리 및 下腹部가 차고 아프거나 生理痛을 치료한다.

防己黃芪湯 적응자는 月經過少를 나타낸다.

半夏厚朴湯證은 신경증에서 오는 것으로 精神的 쇼크나 슬픔 등으로 無月經 또는 週期延長을 나다낸다.

六味地黃湯 적응자는 無月經 또는 소량을 나타낸다.

四逆散은 女性의 스트레스性 月經不順에 응용한다.

安中散은 冷해서 오는 生理痛에 잘 듣는다. 婦人의 血氣가 찌르듯 아프거나 아랫배에서 허리까지 은근히 아플 때 응용한다.

小建中湯, 大建中湯, 當歸建中湯이 적응하는 경우는 腹部가 연약하고 심하게 아픈 경우 證에 따라 응용 가능하다.

應　用

- 月經不順, 不姙症, 冷・帶下, 習慣性流産, 更年期障害, 血道症, 自律神經失調症, 腎炎, 네프로제, 膀胱炎, 貧血, 여드름, 기미, 痔疾 등 응용의 범위가 광범위하다.
- 胃部 不快感이 있을 수 있다. 溫水로 복용한다.

  술, 六君子湯, 安中散이나 半夏瀉心湯을 함께 복용하기도 하며 腹痛이 심하면 加味逍遙散을 合方한다.

  半量의 安中散이나 小柴胡湯을 合方하기도 한다.
- 姙娠中에 배가 땅기듯이 아플 때는 當歸芍藥散이 主治한다.
- 虛證으로 다소 貧血경향이 있고 冷症으로 피로하기 쉬우며, 下腹部의 통증, 腰痛 등이 있는 子宮後屈에 좋다.
- 冷寒症이 심하면 附子를 加한다(當歸芍藥散加附子)

當歸四逆加吳茱萸生薑湯과의 合方도 좋다.

• 下腹部가 몹시 冷하고 腹痛下痢가 있을 때는 大建中湯이나 人蔘湯, 眞武湯, 苓姜朮甘湯 등을 合方한다.
• 心悸亢進, 頭冒眩이 있을 때는 苓桂朮甘湯을 合方한다.
• 姙娠腹痛이나 出血陣痛樣 疼痛에는 芎歸膠艾湯을 合方한다.
• 胃가 冷하여 속이 메스껍고 嘔吐時에는 吳茱萸湯이나 眞武湯, 또는 當歸四逆加吳茱萸生薑湯을 合方한다.
• 姙娠中毒에는 香蘇散이나 五苓散, 苓姜朮甘湯 등을 合方한다.
• 울퉁불퉁한 突起상태가 없고 붉은색도 아니며 짜면 말간 물만 나오는 虛證性 여드름에 응용한다. 薏苡仁을 加한다.
• 陰證型 기미에 활용한다. 薏苡仁을 加한다.
• 氣虛가 심하면 四君子湯, 六君子湯 또는 補中益氣湯을 合方한다.
• 血虛가 심하면 四物湯을 合方한다.
• 浮腫, 下痢, 腹水, 嘔氣 등 水症이 심하면 五苓散을 合方한다.
• 白色 半透明의 많은 帶下가 있을 때, 또는 水肥大症에는 人蔘湯이나 苓姜朮甘湯을 合方한다.
• 신경증상이 있으면 半夏厚朴湯을 合方한다.
• 婦人 膣炎, 陰部濕疹 등에는 龍膽瀉肝湯을 合方한다.
• 婦人 更年期 自律神經失調症에는 柴胡桂枝湯, 柴胡桂枝乾薑湯, 加味逍遙散 등을 合方한다.
• 習慣性 流産, 姙娠腎, 微弱陣痛, 過强後陳痛 등의 예방 목적으로 姙娠中에 常用하면 좋으며 産後調理에 좋다.
  産褥熱로서 發熱 惡寒하고 식욕부진한 者에게는 小柴胡湯을 合方한다.
• 기미, 무좀, 사마귀, 冷症으로서 貧血이 있고 排尿回數가 많고 尿量 감소한 者.
  皮膚가 거칠은 데에는 薏苡仁을 加한다.
• 변비에는 大黃을 加한다.

18 大建中湯

대건중탕

處　方

蜀椒(2.0), 人蔘(4.0), 乾薑(8.0), 膠飴(20.0)

證

1. 腹壁 軟弱無力(약간 膨滿한 感)
2. 腸蠕動 望見
3. 發作的인 심한 腹痛

典　據

金匱曰, 心胸中大寒痛 嘔不能飮食, 腹中寒 上衝, 皮起出見, 有頭足上下 痛而不可觸近, 大建中湯主之.

處方解說

人蔘湯의 白朮, 甘草대신 蜀椒와 膠飴를 加한 것으로 裏의 虛와 寒으로 인해 腸의 蠕動이 亢進하고 발작적인 심한 腹痛이나 嘔吐를 일으킨 者를 목표로 한다.

本方적응 體質者는 腹部 전체가 연약無力하고 腹壁이 얇으며 腸蠕動이 꿈틀거리는 것을 肉眼으로 볼 수 있기도 하다. 位置上 배꼽 中心부위가 冷하며, 腸管內에 寒과 水가 정체하고 가스가 차서 膨滿한 感이 있고, 筋無力으로 인해 胃下垂·子宮後屈 등 內臟 下垂症이 많다.

急激한 腹痛을 일으키는데 차게 하면 증상이 악화하며, 小建中湯이나 柴胡劑의 腹痛보다 激甚하여 밤새 煩悶하면서 잠을 못 잔다. 蛔蟲症이 있는 경우도 있으며 따뜻한 飮食을 좋아한다. 腹中에 冷感 및 변비가 있는데 弛緩性 변비로 大便이 快通치 않다.

本方은 임상적으로 일반적인 平滑筋痙攣 緩解에도 응용하며, 腸無力 및 冷으로 인한 가스充滿 및 不快感에 응용할 기회가 많다.

• 冷症으로 변비증상이 있고 가벼운 腹痛이 있으며, 일반적인 下劑가 적합하지 않은 듯한 사람에게도 잘 쓰인다.

鑑　別

• 小建中湯은 虛腹滿과 時時腹痛인 반면 大建中湯은 蠕動亢進과 不安이 있다.
• 芍藥甘草湯이 적응하는 腹痛은 血虛에 의한 筋肉痙攣性 통증이다.

應　用

• 局限性 腹膜炎, 腎臟結石, 幽門狹窄症, 慢性 腸狹窄症 등에 응용한다.
• 胃下垂・子宮後屈 등 內臟 下垂症에 응용한다.
• 蛔蟲으로 인한 腹痛.
• 本方證에 腹直筋 拘攣이 있는 者는 小建中湯을 合方(中建中湯)한다.
  裏의 虛寒性 腹痛에 사용한다.
• 下痢할 때는 人蔘湯을 合方한다.
• 嘔吐가 심할 때는 吳茱萸湯을 合方한다.
• 腹部 膨滿感이 심할 때는 半夏厚朴湯을 合方한다.
• 過敏性 結腸, 痙攣性 변비에는 四逆散을 合方한다.

19 大柴胡湯

대시호탕

處 方

柴胡(12.0), 黃芩(6.0), 大黃(4.0), 枳實(6.0), 芍藥(6.0), 半夏(12.0), 生薑(8.0), 大棗(6.0)

證

1. 壯健體格
2. 腹壁이 두껍고 胃部 단단. 心下急(腹滿拘攣, 胸脇苦滿)
3. 口苦咽乾, 舌乾黃苔
4. 嘔不止
5. 便秘(드물게 軟便)
6. 頭重, 어깨결림, 眼充血
7. 易怒, 鬱積不安, 不眠

典 據

傷寒論曰, 太陽病過經 十餘日, 反二三下之 後四五日, 柴胡證仍在者, 先與小柴胡湯, 嘔不止, 心下急, 鬱鬱微煩者, 爲未解也, 與大柴胡湯 下之則愈.
傷寒 十餘日 熱結在裏, 復往來寒熱者, 與大柴胡湯,
但結胸無大熱, 此爲水結在胸脇也, 但頭微汗出者, 大陷胸湯主之.

處方解說

本方은 少陽陽明合病의 代表처방으로 熱邪가 半表半裏와 裏에 位置할 때 활용하는 중요 처방이다.

本方은 發熱性 疾患인 少陽病과 陽明病의 合病症으로 볼 때 小柴胡湯(少陽病)과 小承氣湯(陽明病)의 合方으로 해석할 수 있으며, 四逆散(柴胡, 芍藥, 枳實, 甘草)의 加減方으

로 보고 임상적으로 쓸 때가 많다.

本方 적응 體質者는 壯健體格으로 얼굴선이 굵고 强한 사람이 많다.

裏熱로 인하여 頭汗이 있기도 하며 머리카락이 적거나 圓形脫毛症, 또는 대머리인 경우가 많으며, 顔面이 紅潮되거나 眼充血, 頭重感, 어깨결림 등을 호소하기도 하고 입안이 쓰거나 마르고 舌이 건조하고 黃苔를 나타낸다.

성격적으로 感情起伏이 심하고 喜怒의 感情表現이 강하여 쉽게 기뻐하거나 화를 잘 내며 심하게 고함을 치기도 하고 술을 마시면 울분을 토해내기도 한다. 한편 鬱積不安하여 憂鬱症이 있으며 불면증으로 고통받는 사람도 많다.

胸部 및 腹壁이 두껍고 강하여 허리띠를 매면 갑갑해 하며 胃腸이 튼튼해서 술을 좋아하는 사람이 많다. 한편, 胃・十二指腸炎이나 潰瘍으로 장기간 고생하는 사람도 있고 逆流性 食道炎(嘔不止) 증상을 나타내기도 한다.

本方의 主證은 心下急으로, 精神的 스트레스 過多로 肝氣가 鬱結되어 胸脇苦滿과 腹滿拘攣을 나타낸다.

鑑　別

〔防風通聖散〕

명치 밑에 抵抗感이나 옆구리 등에 뻣뻣한 느낌(胸脇苦滿)이 없다.

〔三黃瀉心湯〕

心胸部의 血熱을 가라앉혀 주는 方이다.

胸脇苦滿이 없고 心下部의 痞도 그다지 단단하지 않다.

應　用

- 高血壓, 糖尿病, 腦卒中, 肝炎, 喘息, 脫毛症, 逆流性 食道炎, 胃炎, 胃・十二指腸潰瘍, 膽囊炎, 動脈硬化症, 불면증, 노이로제 등 응용의 범위가 넓다.
- 精神的 스트레스가 많고 營養過多이며 運動이 부족한 現代人에게 本方證이 늘어나는 경향이 있다.
- 胃炎・胃酸過多症, 胃癌의 증상완화 목적으로 활용한다.
- 熱이 없는 雜病에도 응용범위가 매우 넓다.
- 半身不隨. 本方證 환자의 회복을 돕는 목적으로 응용한다.
- 大黃牧丹皮湯, 桃核承氣湯 등 實證에 쓰는 驅瘀血劑와 合方하여 많이 활용한다.
- 實證 환자의 氣管支炎, 氣管支喘息에 半夏厚朴湯을 合方한다.
- 實證 환자의 가슴 통증에는 柴陷湯 또는 三黃瀉心湯을 合方한다.
- 本方證 환자의 腹痛, 腹直筋 拘攣에는 桂枝加芍藥湯 또는 芍藥甘草湯을 合方한다.
- 임포, 精力減退時에는 六味地黃湯을 合方한다.
- 糖尿病, 高血壓 등으로 蛋白尿가 있는 사람에게는 六味地黃湯을 合方한다.
- 逆流性 食道炎에는 四逆散을 合方한다.
- 實證 體質者로 本方證 환자의 불면증에는 黃連解毒湯을 合方한다.
- 圓形脫毛症, 脫毛症

20 大青龍湯

대청룡탕

處　方

麻黃(12.0), 杏仁(10.0), 桂枝(4.0), 大棗(4.0), 甘草(4.0), 生薑(6.0), 石膏(24.0)

證

1. 絶對無汗
2. 煩燥
3. 惡寒發熱, 頭痛, 身疼痛, 코막힘, 咳嗽, 浮脈

典　據

• 傷寒論曰, 太陽中風, 脈浮緊, 發熱惡寒, 身疼痛, 不汗出而煩燥者, 大靑龍湯主之.
• 方極曰, 治 喘及咳嗽 渴欲飮水 上衝 或身疼 風寒者.

處方解說

本方은 麻黃湯에 麻杏甘石湯을 合方한 性格으로 表가 實하고 裏에 熱이 있을 때 강하게 發汗시키면서 裏熱을 淸解하는 것을 목표로 한 처방이다.

本方은 麻黃을 썼는데도 發汗이 안 되고 煩燥가 생기는 경우, 表實熱이 있으면서 기침을 하고 煩燥者, 惡寒·發熱·頭痛·身疼痛이 있고 땀이 나지 않으면서 煩燥者, 鼻充血이 있으면서 裏熱證이 있는 경우 등에 응용된다.

虛證者에 사용하면 發汗過多로 심한 부작용을 초래할 수 있으므로 주의해서 사용해야 한다. 脈이 微弱한 者, 發汗하기 쉬운 者는 禁忌이다.

• 發熱, 惡寒, 땀이 나지 않는 증상이 있어 환자가 괴로워할 경우에 쓴다. 脈은 뜨고 크며

긴장하고 있다. 口渴도 있다.

體表에 정체되어 있는 水分이 나가지 못해 浮腫을 나타내는 경우도 있다.

- 일반적으로 증상이 심하고, 자각적으로도 고통이 심한 경우를 목표로 頓服으로 사용한다.

鑑　別

- 麻黃湯의 목표와 비교하면 병세가 한층 심하고, 煩燥상태를 나타내기에 이른 경우이다. 麻黃湯이나 葛根湯을 주어도 發汗하지 않고, 도리어 煩燥하여 口渴을 호소하고, 脈浮緊數한 경우에는 本方을 쓴다.

應　用

- 인플루엔자, 急性肺炎, 急性腎炎, 急性 關節炎, 急性眼病
- 蕁麻疹. 밤 잠자리 들면 몹시 가렵고 빨간 膨疹이 생겨 잠을 잘 수 없을 때. 낮에는 일반적으로 가려움을 호소하지 않으나 밤에 全身瘙痒을 호소하는 煩燥者.
- 急性浮腫. 急性으로 심한 경우 적용例가 있다.

21 大黃牧丹皮湯

대황목단피탕

處方

大黃(8.0), 牧丹皮(6.0), 桃仁(8.0), 芒硝(8.0), 冬瓜子(12.0)

證

1. 下腹(특히 右下腹部) 疼痛〈化膿性 腫瘍 또는 凝結〉
2. 便秘
3. 小便이 快通치 않음
4. 脈遲緊
5. 壯健體質, 自汗出, 時時發熱, 惡寒

典據

金匱曰, 腸癰者, 小腹腫痞, 按之卽痛如淋, 小便自調, 時時發熱, 自汗出, 復惡寒, 其脈遲緊者, 膿未成, 可下之, 大黃牧丹皮湯主之.
當有血, 脈洪數者, 膿已成, 不可下之.

處方解說

本方은 一連의 驅瘀血劑中 가장 實證에 쓰는 藥方으로 桃核承氣湯에서 桂枝, 甘草를 去하고 牧丹皮, 冬瓜子를 加하여 下半身의 炎症病毒을 瀉下로 消退시키는 消炎排膿性 驅瘀血劑이다.

本方 적응자는 壯健체질로 自然發汗을 하며 口脣部와 손톱이 鬱血性 暗赤色을 띤다. 腹壁이 단단하고 腸管에 炎症 및 輕度의 循環障碍(血鬱滯)가 있어 右下腹部에 疼痛과 抵抗壓痛이 있다. 즉, 下腹部에 炎症과 瘀血이 있는데 膿性이며 腫脹과 凝結을 나타낸다. 大小便이 快適치 않아 변비(宿便)이 있으며 小便이 溜滯하여 괴롭거나 尿閉症이 있기도 하다.
右下腹部에 凝結과 抵抗壓痛이 있으며 腫痞로 누르면 劇痛을 호소하며 皮膚와 塊가 한

덩어리처럼 느껴진다. 硬塞이 심하거나 또는 潰疸性 虫垂炎에는 禁忌이며, 脈이 洪數인 사람은 이미 化膿한 것으로 이를 下하면 腹膜炎을 유발할 수 있으므로 禁忌이다. 本方 복용으로 가스가 배출되거나 排便을 시원하게 보면 잘 낫는다.

- 本方證에서의 自汗出 및 時時發熱은 內熱에 의한 것이다.

鑑　別

- 本方은 實證에 쓰는 일종의 驅瘀血劑로 桃核承氣湯과 비슷하나 急迫증상은 적다. 桂枝茯笭丸證과 비슷하지만 그보다는 實證으로 변비가 있는 사람에게 좋다.
  세 처방 모두 下腹部에 抵抗 壓痛이 證明되는데, 桃核承氣湯과 桂枝茯笭丸은 左下腹部에 抵抗壓痛을 나타내는 데 反해서 本方은 右下腹部에 抵抗壓痛을 나타내는 일이 많다.
- 本方 복용으로 腹痛이 심해지고 不快感이 생기는 경우에는 桂枝加芍藥湯, 大建中湯 또는 眞武湯 등으로의 처방변경을 검토한다.

應　用

• 비교적 체력이 있고 下腹部痛, 便秘氣가 있는 諸疾患.
  虫垂炎, 肛門 周圍炎, 結腸炎, 直腸炎, 痔疾, 子宮炎症, 骨盤 腹膜炎, 尿管結石, 膀胱炎, 尿道炎, 前立腺炎, 尿閉症.
• 虫垂炎의 初期.
  急性 虫垂炎에 쓸 때는 꽤 增量해서 頓服함이 좋다.
• 生理痛. 熱實證이며 壓痛, 疼痛의 정도가 심하고 炎症이 있다고 생각되는 경우에 응용한다.
• 多發性 筋炎.
  宿便 있으나 頭痛이나 冷症이 없다.
  癰・癤・宿便 있고 下半身에 발생하는 者.
  薏苡仁을 加한다.
• 腎結石. 實證으로 下劑를 필요로 하는 경우 응용한다.
• 痔核. 桃核承氣湯을 쓰고 싶은 경우에서 炎症 증상이 심하다고 생각될 때.
  桃核承氣湯과 같은 瘀血증상이 있고 疼痛이나 腫脹 등 炎症 증상이 심한 경우 응용한다.
• 통증이 심한 痔疾이나 肛門周圍炎.
  實證 體質者로서 증상이 激甚하고 急迫한 痔疾에 탁월한 효과를 나타낸다.
  肛門周圍炎의 경우 金銀花, 薏苡仁을 加한다.
  氣虛가 심하면 補中益氣湯을 合方한다.
• 尿閉症. 排尿時 아파서 견디기 힘들고 炎症, 充血이 뚜렷한 사람에게 응용한다.
  宿便 있고 尿가 溜滯하여 괴로운 者.
• 婦人科의 炎症性 諸疾患, 帶下 등 月經困難症.
  진한 膿帶下. 惡臭를 풍기는 경우가 많다.
• 子宮後屈. 實證으로 右下腹部 抵抗壓痛이 있고, 炎症 및 瘀血이 있으며 弛緩경향이 아닌 경우에 응용의 기회가 있다.
• 前立腺 肥大症
  淋疾性인 者 및 前立腺 肥大症에 好適.
• 濕疹, 頑癬
  체력이 充實하고 변비인 사람으로 滲出液이 惡臭를 풍기며 진하고, 暗褐色의 結痂를 나타내는 고질적인 경우에 응용할 기회가 있다.

22 桃核承氣湯

도핵승기탕

處 方

桃仁(6.0), 桂枝(4.0), 甘草(4.0), 芒硝(4.0), 大黃(8.0)

證

1. 小腹急結(臍左斜下抵抗壓痛)
2. 下冷症(下腹痛, 腰痛, 足冷)
   上熱症(上逆, 頭痛, 動悸, 如狂)
3. 便秘

典 據

傷寒論曰, 太陽病不解, 熱結膀胱, 其人如狂, 血自下, 下者愈, 其外不解者, 尙未可攻, 當先解其外, 外解已, 但小腹急結者 乃可攻之, 宜桃核承氣湯.

處方解說

本方은 調胃承氣湯에 桂枝, 桃仁을 加한 것으로 調胃承氣湯과 비슷하면서 血證을 띤 경우에 사용한다. 桂枝茯苓丸에 調胃承氣湯을 合方한 性格의 것으로 實證瘀血에 對한 驅瘀血劑로 下焦의 瘀血(骨盤鬱血症에 해당)을 驅逐하고 活血하는 實한 처방이다. 顔色도 좋고 體格도 좋으며 분명히 熱證이며 實證이라고 생각되는 者의 瘀血에 좋으며, 實熱의 血瘀症으로 上衝을 일으킨 者를 목표로 한다.

本方 적응자는 壯健체질로 健康하고 肥滿 體格者에 잘 적용되며, 口脣部나 손톱색이 暗赤色이고 氣의 上衝으로 頭痛을 發하는 경우가 많다. 腹壁이 단단한 체질로 臍左斜下에 抵抗壓痛(小腹急結)을 나타내는데 桂枝茯苓丸과는 달리 살짝만 눌러도 통증을 나타낸다.

本方의 氣上逆은 骨盤內 瘀血性 炎症이 원인이 되어 下冷(下腹痛, 腰痛, 足冷), 上熱症(上逆, 頭痛, 動悸, 如狂)을 나타내는데, 冷性上逆으로 冷해지면 더 심해지고 낮보다는 야

간에 더 심해지며, 심할 때는 意識障碍나 狂躁(如狂)상태까지 된다.

- 下焦에 熱이 있어 瘀血證을 나타내는 者에 응용한다.
  生理前, 야간, 冷性인 상태에서 더 악화한다.
- 本方은 瀉下작용이 강하다. 따라서 腹壁이 軟弱無力한 사람이나 변비가 없을 때, 姙産婦 등 허약자에는 사용하지 않는다.
- 惡寒이 없고, 發熱・頭痛 등이 있고, 아랫배가 땅기고 言動이 이상할 때 쓴다. 그 밖에 변비, 口渴, 小便自利 등과 같은 증상도 있다.
  熱病 以外에도 자주 쓰인다. 冷氣, 홍분, 두통, 변비, 초조감 등을 치료할 목적으로 婦人病에 흔히 쓰인다.

鑑　別

- 調胃承氣湯과 비슷하여, 소위 血證을 띠는 경우에 쓰이는 驅瘀血劑이다.
- 같은 驅瘀血劑인 桂枝茯苓丸보다 急迫증상의 징후가 보이며, 변비의 경향이 있다.

〔大黃牧丹皮湯〕

右下腹部抵抗壓痛, 炎症과 血鬱滞, 변비(宿便).
氣上逆, 頭痛, 冷症이 없다.

應 用

- 臍左下 抵抗壓痛(小腹急結), 변비, 氣上逆, 如狂症 있는 月經痛, 瘀血紫色, 帶下有臭濃色, 腹滿, 小便困難 등이 있는 打撲疾患.
- 病後변비, 老人변비 또는 熱性변비 등으로 口舌건조하고 腹滿을 목표로 응용한다.
- 下腹部에서 尿道에 걸쳐 퍼지는 疝痛 비슷한 통증이 있을 때.
- 産後 發狂, 生理時 精神異常.
- 氣上逆, 如狂症있는 生理痛, 生理前 아랫배가 아파오는 生理痛에 응용한다.
- 會陰部 打撲으로 인한 尿閉症.
  "證治大要"에서는 打撲內損에 瘀血이 있는 경우에는 반드시 써야 한다고 하였다.
- 生理量이 적고 色이 없을 때는 四物湯을 合方한다.
- 桃核承氣湯證의 瘀血 정도가 더 심한 경우에는 當歸鬚散을 合方한다.
- 本方證者로서 胸脇苦滿이 있는 實證 體質者의 경우 大柴胡湯과 合方하여 응용할 기회가 많다.
- 瘀血에 의한 吐血.
- 瘀血의 上衝에 의한 衄血.
- 坐骨神經痛. 頭痛・宿便 호소자(야간極甚).
- 여드름. 生理 시작 전에 얼굴에 뾰루지 등이 심해졌다가 生理가 끝나면 緩和되는 경우 응용한다.
  薏苡仁을 加한다.
  生理不順이 있고 下腹 壓痛이 있으며 淸上防風湯과 같이 熱實證이다.
- 腎結核.
  下腹部로부터 尿道에 걸쳐서 퍼지는 疝痛 비슷한 통증이 있을 때, 尿가 閉塞되어 잘 통하지 않을 때, 尿道狹窄이 있을 때 頓服으로 쓰며, 또 八味丸과 兼해서 쓴다.
- 濕疹, 頑癬.
  小腹急結이 있고 濕疹의 상태가 瘀汚하고 惡臭를 풍기는 진한 滲出物을 나타내고, 結痂를 만들어 몹시 가려운 경우 응용할 기회가 있다.

23 麻子仁丸

마자인환

處　方

麻子仁(32.0), 大黃(32.0), 杏仁(20.0), 枳實(16.0), 厚朴(20.0), 芍藥(16.0) (以上 粉末을 꿀로 製丸하여 1回 6.0씩 1日 3回 복용한다.)

證

1. 常習便秘, 弛緩性 便秘
2. 乾燥性 굳은 便(토끼똥 모양)
3. 尿量 多, 皮膚枯凋, 體力衰弱

典　據

方極曰, 治平日大便秘者.

處方解說

本方은 小承氣湯에 麻子仁, 杏仁, 芍藥을 加하여 小承氣湯의 너무 過한 瀉下작용을 緩下하고 腸管을 軟潤化토록 개선한 처방이다. 腸粘液 分泌부족에서 오는 腸燥변비, 乾燥性 변비를 潤下하는 代表方으로 多尿로 인해 腸管의 水分이 부족해져서 大便이 硬(토끼똥 모양, 乾燥性 굳은 便)한 것이 本方을 쓸 목표이다.

本方 적응자는 허약체질로 老人이나 허약자, 産後, 病後에 많이 나타나는데 發汗過多로 體液이 枯渴하고 皮膚는 건조하다. 小便量이 많아서 腸管의 水分이 부족하고 腸粘液 分泌부족으로 乾燥性 굳은 便(토끼똥 모양)을 나타내게 된다.

本方의 발생기전은 發熱이나 發汗過多로 體內水分이 일시적으로 부족해짐에 따라 腸內에서는 水分 부족으로 便이 乾燥秘結하게 된다. 또 하나는 氣虛 脫盡으로 胃와 腸의 蠕動力이 떨어지고 腸粘液 分泌가 不良해져서 大便의 정체시간이 길어져 변비가 된다.

• 本方은 緩和한 下劑로 심하게 下痢하지 않으면서 通便되기 때문에, 체력이 弱한 사람이나 老人 또는 病後 등으로 常習변비가 있는 사람에게 長期에 걸쳐서 쓰기에 적합하다. 하지만 補益效能은 기대할 수 없다.

鑑　別

〔加味逍遙散〕

과민 痙攣性 변비로 신경을 쓰면 변비가 생기는 경우에 응용한다. 瀉下劑를 복용하면 腹痛이 일어나는 體質者이다.

〔大建中湯〕

弛緩性 변비로 腹中에 冷感이 있고 가스가 차며 大便이 快通치 않다.

〔小建中湯, 當歸建中湯〕

弛緩性 변비로 허약한 老人이나 乳幼兒로서 腹痛이 있고 변비하며 大黃劑로 腹痛을 유발하는 體質者이다. 結腸이 긴장한 편으로 大便이 시원하게 나오지 않거나 찔끔찔끔 나오는 경향이 있다.

〔桂枝加芍藥大黃湯〕

腹直筋 긴장과 虛腹滿이 있다. 裏急後重이 현저하여 기분좋게 排便이 안될 때 응용한다.

〔四逆散〕

虛實 中間 정도의 體質者로 肝氣鬱結로 인한 過敏性, 痙攣性 변비에 해당한다.

〔炙甘草湯〕

心肺의 陰虛證으로 脫盡, 自汗, 皮膚枯凋 등을 동반하면서 大便이 秘結하게 된다.

應　用

• 허약인의 변비, 弛緩性 변비.
  노인, 허약자, 산후 변비에 특히 적합하다.
• 多尿로 인해 腸管의 水分이 부족해져서 생긴 변비.
• 氣虛의 腸燥변비에는 補中益氣湯을 合方한다.
• 津液不足, 血燥의 변비에는 四物湯을 合方한다.

24 麻杏甘石湯

마행감석탕

處 方

麻黃(8.0), 杏仁(4.0), 甘草(4.0), 石膏(16.0)

證

1. 喘咳
2. 發作時 汗出, 口渴
3. 惡寒·發熱 없음

典 據

傷寒論曰, 發汗後 不可更行桂枝湯 汗出而喘 無大熱者 可與麻杏甘石湯.

處方解說

本方은 麻黃湯의 桂枝 대신 石膏가 든 처방으로 胸部에 熱과 水毒이 鬱滯, 不和하여 생긴 기침에 사용한다. 身體表面에는 熱이 없고 內部에는 熱이 있어 喘息發作時 發汗하며 口渴은 있으나 惡寒은 없는 表熱實證用 처방이다.

本方 적응자는 그다지 弱하지 않은 體質者로 胃腸도 튼튼하며, 허약한 老人에게는 禁忌이다. 땀은 桂枝湯에서와 같은 表位에서 나는 땀이 아니라 體內에서 우러나는 땀으로 간혹 냄새가 나기도 한다.

本方의 痰은 肺熱의 熱痰으로 急性 氣管支炎, 氣管支 喘息發作, 肺炎 등 肺熱症에 써야 한다. 表熱이 裏로 들어가 咳嗽, 呼吸困難 등 熱痰과 肺熱을 나타낼 때 이를 淸解한다.

장기 복용시 식욕이 떨어지므로 長服은 避한다.

- 內熱이 있으면 땀이 많이 나는데, 땀이 나지 않을 때에는 顔面에 浮腫이 일어나는 경우도 있다. 內熱이 肺臟 속으로 侵犯하면 가르랑가르랑하는 소리를 내며 말을 한다.

- 咳嗽가 심하고 發作時 머리에 땀이 나고 咽喉가 건조하며 간혹 呼吸困難을 수반하는 경우도 있다.
  頓服으로 사용한다.

鑑 別

〔麻黃湯〕

無汗, 惡寒發熱, 喘咳, 身痛, 脈浮緊.

〔小青龍湯〕

묽은 콧물, 재채기, 눈물, 묽은 가래, 惡寒發熱, 頭痛, 身痛.

〔麥門冬湯〕

咽喉乾燥, 大逆上氣, 粘痰으로 잘 떨어지지 않는 가래.

應 用

- 小兒喘息, 氣管支喘息, 慢性 氣管支炎 등에 응용한다.
- 小兒喘息에 特效方이다.
  小兒에 쓰는 일이 많다.
- 發病한 지 얼마 안된 사람에게 쓰며, 連服은 별로 하지 않는다.
  半夏厚朴湯과 合方할 때는 장기복용이 가능하고 더 유효해진다.
- 喘息의 發作時는 本方, 安定時는 柴胡劑를 써 나가면서 根治로 유도한다.
- 感氣로 發汗解熱後의 기침에 많이 쓰이는데, 콧물이 나오더라도 發汗後에는 小青龍湯보다는 本方을 쓴다.
  半夏厚朴湯과 合方해도 좋다.
- 外痔核의 통증에 乙字湯과 合方해서 사용한다.
- 가래가 말라서 잘 떨어지지 않을 때는 麥門冬湯을 合方한다.
- 痰이 많을 때, 또는 胃가 弱할 때는 二陳湯을 合方한다.

25 麻杏薏甘湯

마행의감탕

處　方

麻黃(8.0), 杏仁(4.0), 薏苡仁(12.0), 甘草(6.0)

證

1. 筋肉·關節 류마티스
2. 皮膚乾燥
3. 無汗
4. 夕陽에 發熱 또는 痛症이 甚함

典　據

金匱曰, 病者, 一身盡疼, 發熱, 日晡所劇者, 名風濕, 此病傷於汗出當風, 或久傷取冷所致也, 可與麻黃杏仁薏苡甘草湯.

處方解說

本方은 皮膚 表面에 血虛와 血燥, 裏에는 水濕이 있는 것으로 風濕이 아직 皮膚에 있고 關節에 이르지 아니한 상태로 發熱, 身體痛이 있는 데 쓰는 처방이다.

本方證의 발생원인은 오랫동안 차게 두었거나 땀이 나 있는 자리에 바람이 닿았기 때문에 통증이 생겼다고 생각되는 것으로, 冷해서 發熱하고 筋肉痛, 關節痛이 있다고 하는 것으로 慢性化한 것에 응용한다.

皮膚는 浮腫 또는 건조하고 머리에 비듬이 많은 경향이 있다.

- 筋肉 關節에 疼痛이 있고 腫脹은 輕度이고 만성경과를 取하는 것에 本方이 적응하는 사람이 많다.

  또 變形性 膝關節炎으로 關節 水腫이 있는 것에 좋다.

  急性 關節腫脹 疼痛에는 일반적으로 쓰지 않는다.

• 汗出이 없고 水滯가 많아 疼痛이 심하고 發熱을 수반한다.
• 藥을 복용하면 약간 땀이 나므로 바람을 피하여야 한다.

鑑　別

〔薏苡仁湯〕

濕痺. 四肢關節 痲痺重痛, 關節運動障害.

血液循環不全에 빠진 류마티스用. 亞急性期, 冷症은 없다.

〔桂枝加朮附湯〕

寒濕痺. 四肢痲痺感(知覺障害), 四肢屈伸障害.

冷해지면 악화하고 따뜻하게 하면 경감한다.

〔防己黃芪湯〕

氣虛自汗, 風濕, 發赤·熱感 등 炎症이 아닌 關節水腫.

應　用

• 發熱이 있고 皮膚枯凋, 無潤한 사람의 筋肉關節 腫痛에 쓴다.
  특히 저녁 日暮時 發熱 痛症이 심해지는 것을 목표로 한다.
• 皮膚 乾燥症, 무사마귀, 手掌角化症, 濕疹, 乾燥性 무좀, 머리 비듬증 등에 응용한다.
  때때로 上氣症이 있는 사람으로 皮膚 전체가 몹시 건조하고 潤氣가 없는 사람에게 사용하면 효과가 좋다.
  皮膚 表面이 건조하고 內部에 濕氣가 있는 것에 대해 皮膚의 發汗기능을 調節하고 부신피질호르몬을 調節함으로써 皮膚의 潤氣를 회복시켜 준다.
  이러한 작용과 효능이 있기 때문에 早老性 皮膚로, 건조하고 까칠까칠한 사람에게 응용할 기회가 많다.
• 急性 關節炎
  蒼朮을 合方하여 初期의 關節 腫痛에 써서 좋은 효과를 본다.
• 運動選手의 關節痛.
• 무좀, 사마귀, 患部가 건조한 者.
  頑固한 사마귀에는 薏苡仁을 加한다.

26 麻黃湯

마황탕

處方

麻黃(6.0), 杏仁(6.0), 甘草(2.0), 桂枝(4.0)

證

1. 無汗
2. 惡寒發熱, 頭痛
3. 코막힘, 기침, 胸滿
4. 關節痛, 身痛, 腰痛
5. 脈浮緊

典據

傷寒論曰, 太陽病, 頭痛發熱, 身疼腰痛, 骨節疼痛, 惡風無汗而喘者, 麻黃湯主之,
太陽與陽明合病, 喘而胸滿者, 不可下之, 宜麻黃湯.

處方解說

本方은 實證으로 無汗인 者의 表에 있는 水滯를 푸는 藥方으로 風寒邪가 體表部에 侵入하여 '表實表寒'되었을 때 辛溫劑 麻黃, 桂枝로 風寒邪를 辛溫解表하는 동시에 麻黃, 杏仁의 배합으로 기침을 가라앉히는 辛溫解表·止咳平喘하는 表實熱證用 方劑이다.

本方적응 體質者는 평소 健康하며 頑健한 實證者로서 絶對的으로 無汗이어야 한다. 일반적으로 激甚한 증상을 呈하는 것으로 惡寒發熱, 頭痛, 四肢痛 등의 風寒症과 코막힘, 기침 등을 수반하며 胸滿感을 호소하기도 하나 腹部에 이상은 없다.

- 신체허약한 者나 식은땀이 나는 者, 心臟이 나쁜 者는 禁忌이다.
  感氣이더라도 惡寒이 없는 경우, 脈이 弱하고 浸해 있는 경우, 自然히 發汗하는 경우에는 이 처방을 사용해서는 안된다.

- 太陽病의 表實熱證用으로서 裏에 變化가 없는 것에 사용한다.

鑑　別

- 桂枝湯과는 달리 無汗이며 땀이 自然히 나오는 일은 없다.
- 本方證이면서 裏熱이 심한 경우에는 大青龍湯을 사용한다.

〔葛根湯〕

無汗, 惡寒發熱, 項背部 緊張, 鎭咳작용은 없다.

〔桂麻各半湯〕

虛實中間 體格者, 太陽病 中에서의 反表半裏에 病邪, 無汗도 自汗도 아니면서 發汗이 안될 때 發汗療法.

應　用

- 인플루엔자, 急性 熱性病, 肺炎, 鼻充血, 氣管支喘息, 急性關節류마티스 등에 응용한다.
- 인플루엔자의 初期에 頓服으로 자주 응용된다.
- 알러지성 鼻炎發作, 喘息發作 등에 頓服으로 자주 응용된다.
- 기침하면서 가슴이 답답한 者.
- 오슬오슬 추우면서 땀이 없고 기침하는 者.
- 영아의 코막힘(콧물이 꽉 찬 경우)

  알러지성 鼻炎이지만 粘膜이 浮腫狀이 되어 鼻閉했을 때는 本方을 쓴다.
- 急性關節 류마티스

  表實表寒證으로 本方證에 表의 水毒症이 慢性化하여 浮腫, 통증, 小便不利, 身體疼煩이 있으면 朮을 加한다. 〈麻黃加朮湯〉
- ＋ 麻杏甘石湯 ⇨ 大青龍湯 參照
- ＋ 桂枝湯 ⇨ 桂麻各半湯 參照

27 麻黃附子細辛湯

마황부자세신탕

處方

麻黃(4.0), 細辛(4.0), 炮附子(3.0)

證

1. 陽虛證(虛弱하고 無氣力한 體質, 누워 있기를 좋아함, 脈沈細)
2. 表寒證(惡寒, 微熱, 콧물, 코막힘, 喘咳, 咽喉痛)
3. 手足冷, 顏色蒼白

典據

傷寒論曰, 少陰始得之 反發熱 脈沈者 麻黃細辛附子湯主之.

處方解說

本方은 表虛寒者, 즉 抵抗力이 弱한 者의 表寒證에 대해 寒邪를 따뜻하게 하고 表에 있는 水와 熱을 완만하게 발산하는 처방이다. 즉, 신체기능을 復活시키면서 解表하는 少陰病(陽虛表寒)의 대표적인 補陽辛溫 解表劑이다.

本方적응 體質者는 허약하고 無氣力한 體質者로 누워 있기를 좋아하는 경우가 많으며, 葛根湯이나 麻黃湯을 투약시 發汗過多로 陰症狀이 악화하여 全身倦怠를 호소하는 경우가 있다. 얼굴 및 입술이 蒼白하고 手足이 冷한 체질이다. 입맛의 變化나 胸腹의 이상은 없다. 表에 寒邪 侵入으로 惡寒과 微熱이 있고 冷으로 인한 콧물, 코막힘 및 기침, 咽喉痛이 나타난다. 陽虛, 즉 신체기능이 沈滯하여 病邪와 싸울 氣力이 부족한 상태로 老人이나 허약자에 많고 發汗過多도 원인이 된다.

- 少陰病의 대표적인 發汗劑로 小靑龍湯을 陰證으로 한 것과 같은 처방이다.
  少陰病으로 아직 寒이 裏에 波及되지 않은 初期에 해당한다.

• 脈沈緊한 사람, 發揚性인 사람에게는 사용해서는 안된다.

鑑　別

• 少陰病으로 설사, 腹痛 등의 裏證이 나타나지 않고 表證만 있을 때 本方 적용을 검토한다. 이런 상태에서 설사, 腹痛이 있으면 眞武湯을 쓴다.
• 麻黃湯의 證과 비슷하여 惡寒 發熱이 있지만, 少陰病의 表證으로 脈이 沈細하고 頭痛이 있어도 氷囊을 싫어하고 머리가 冷한 것을 목표로 한다.

應　用

• 老人이나 허약자의 外感病 初期에 응용한다.
  洋藥 解熱劑나 葛根湯 등을 쓸 수 없는 경우에 좋다.
  少陰病의 대표적인 發汗劑로 아직 寒이 裏에 波及되지 않은 初期에 응용한다.
• 老人이나 허약자의 氣管支炎, 肺炎 등에 응용할 기회가 있다.
  表證이 있지만, 脈이 沈小하고 惡寒이 사라지지 않는 것에 쓰인다. 甘草를 合方하기도 한다.
• 急慢性 結膜炎
  陰虛證의 結膜炎에 효과를 나타낸다.
  허약 체질이며 冷症인 사람, 慢性的으로 痼疾이 된 경우에 효과를 보는 일이 있다.
• 알레르기성 鼻炎
  陰證의 鼻炎에 응용한다. 小靑龍湯을 合方하기도 한다.
• 冷性 頭痛, 三叉神經痛
  머리가 시리면서 아프다고 하는 데 좋다.
  모자나 수건을 쓰고 머리를 따뜻하게 하면 덜 아프다고 한다.
• 低血壓者의 頭痛, 眩暈, 四肢冷感.
• 自汗이 있을 때는 桂枝湯을 合方한다.
• 虛冷한 者의 치아시림에 탁월한 효능을 나타낸다.
• 피로, 無氣力, 식욕부진 등 氣虛(陽虛) 症候가 많을 때는 補中益氣湯을 合方한다.

28 麥門冬湯

맥문동탕

處　方

麥門冬(15.0), 半夏(10.0), 人蔘(4.0), 甘草(4.0), 大棗(6.0), 粳米(9.0)

證

1. 大逆上氣(顏面紅潮, 痙攣性 기침)
2. 咽喉不利(乾燥, 刺戟感, 막힌 느낌)
3. 粘痰(少量, 잘 떨어지지 않음)

典　據

金匱曰, 大逆上氣, 咽喉不利, 上逆下氣者, 麥門冬湯主之.

處方解說

本方은 大氣中의 水分濃度가 떨어져 공기가 건조해지거나 慢性的인 氣管支 炎症, 또는 消耗性 熱 등으로 氣道 粘膜이 脫津乾燥하여 생긴 燥痰을 生津滋潤溶解한다.

本方의 기침은 뱃속으로부터 우러나오는 듯한 심한 기침(大逆上氣)으로 연속적으로 기침이 나고 顏面이 紅潮되며 가래는 적고 잘 떨어지지 않는다.

本方은 肺와 胃의 陰虛를 개선하는 처방으로, 체질적으로 胃가 陰虛하여 胃로부터의 營養分 供給이 원활하지 않아 全身的으로 기능이 저하되어 있을 뿐 아니라 皮膚도 枯凋하고 肺가 陰虛해져서 燥痰을 유발한다.

本方 적응자는 일반적으로 體格이 여위고 皮膚가 枯凋한 사람이 많으며 늙은이나 허약자, 妊娠婦에 많다. 목안에 건조감이나 자극감이 있고 목이 쉬기 쉽고 막힌 감이 있으며 마른 기침이 야간에 더 심해지는 경향이 있다.

胃가 陰虛하므로 下痢는 없으며, 下痢가 심한 者나 痰이 많은 者, 皮膚에 潤氣있는 者, 水肥大한 者에게는 부적당하다. 또한 本方 복용 후 묽은 痰이 나오거나 下痢하거나 식욕이 떨어지거나 하면 不適인 것이니 다른 처방으로 바꿔야 한다.

鑑 別

- 咽喉 閉塞感의 경우 水分이 많아서 컬컬한 경우는 本方이 적합지 않다.
  이런 때는 半夏厚朴湯을 사용한다.

〔滋陰降火湯〕

本方과 유사하여 밤에 잠자리 들면 심하게 기침을 한다.

肺腎陰虛. 陰虛火를 淸熱瀉火.

應 用

- 氣管支炎, 氣管支喘息, 姙娠中 咳嗽, 嗄聲, 百日咳, 肺結核, 糖尿病 등에 응용한다.
- 咽喉의 건조감이나 자극성이 심하여 痙攣性 또는 連續性인 심한 기침을 하는 경우 응용한다.
  기침 때문에 音聲이 변한 경우에도 응용한다.
- 姙娠婦 咳嗽로 마른 型인 사람에 奏效하는 일이 많다.
- 實證 환자의 마른 기침에 麻杏甘石湯과 合方해서 자주 응용한다.
- 痰飮性 또는 氣鬱結性 咳嗽라고 생각될 때는 半夏厚朴湯과 合方해서 많이 쓴다.
- 糖尿病으로 인해 咽喉가 마르는 경우 활용할 수 있다.
  白虎加人蔘湯과의 合方을 고려한다.
- 마른 기침이 밤에 심하고 식은 땀을 흘리며 허약자인 경우 柴胡桂枝乾薑湯, 炙甘草湯, 滋陰降火湯 등과의 合方을 고려한다.
- 알레르기性 鼻炎에도 활용한다.
  재채기를 連發하는 상태가 마치 痙攣性 咳嗽와 같은 데서 大逆上氣의 證으로 보고 알레르기性 鼻炎에 쓴다.
  이 때는 鼻汁이 많지 않은 것이 특징이다.

29 半夏白朮天麻湯

반하백출천마탕

處　方

半夏(6.0), 白朮(3.0), 蒼朮(4.0), 陳皮(6.0), 茯笭(4.0), 天麻(4.0), 人蔘(4.0), 黃芪(4.0), 澤瀉(4.0), 麥芽(6.0), 神麯(3.0), 黃柏(2.0), 乾薑(2.0)

證

1. 胃腸虛弱(胃內停水)
2. 顔色不良, 足冷
3. 惡心煩悶
4. 頭痛眩暈

處方解說

本方은 脾胃氣虛를 補하는 六君子湯을 기본으로 하여 胃腸內의 水毒을 제거하고 胃腸의 冷을 加溫하며 消化작용을 촉진하고 嘔吐를 가라앉히며 虛風을 안정시키는 처방인데, 주로 脾胃를 補하고 胃內停水를 尿로서 引導하는 것이 목표이다.

本方은 평소 胃腸이 허약하고 胃內停水가 있는 者가 外感이나 精神的 쇼크 또는 食事의 不攝生 등으로 인하여 水分의 上衝을 일으켜 惡心, 嘔吐, 頭痛, 眩暈 등을 일으킨 것을 목표로 하는 처방이다.

本方적응 體質者는 顔色이 나쁘고 體格이 여위고 腹部 筋肉이 연약 무력하며 貧血과 低血壓인 경우가 많다. 平常時 胃腸이 허약하여 胃下垂 胃無力症 體質者이며 慢性的으로 頭痛이나 어지러움을 나타내는데, 이는 脾胃가 허약하고 濁飮이 上逆하여 신체 上部의 失調를 일으킨 것이다. 平常時 식욕이 없고 食後에 胸中이 熱悶하고 食後嗜眠이 있는 脾氣虛者이다. 嘔吐는 묽은 물이나 粘液을 吐出하고 혹은 乾嘔逆으로 그윽그윽 소리만 나기도 한다.

- 胃腸허약에 기초한 水分의 上衝으로 인한 眩暈, 頭痛, 嘔吐를 목표로 頻用한다.
  일반적으로 마른 型으로 貧血性이며 低血壓인 경우가 많다.
- 本方證者는 平常時 消化吸收機能이 不良하고 全身의 代謝機能이 저하되어 있는 者로서, 水分의 吸收排泄障害로 인하여 胃內停水 및 組織內의 浮腫을 나타낸다. 특히 內耳 및 腦의 가벼운 浮腫이 원인이 되어 나타나는 諸般 증상에 응용한다.
- 本方은 주로 痰飮頭痛이 목적이다.
  脾胃가 허약하고 濁飮이 上逆하여 항상 頭痛으로 괴로워하는 者는 이 처방이 主治한다.
  本方證의 頭痛은 眉間附近에서 前額・頭頂部에 걸쳐서 아프다.
  대개 이 처방은 食後에 胸中이 熱悶하고 手足이 倦怠로우며 頭痛이 있고 잠을 자려고 하는 者에게 효과가 있다.
  또 老人이나 허약한 사람의 어지러움症에 사용한다.
  다만 足冷을 목적으로 하는 것이다 라고 하였다.
- 脾胃論 曰,
  足太陰 頭痛은 半夏가 아니고는 치료할 수 없고, 눈앞이 깜깜하고 머리가 휘둘리면 이는 虛風으로 因한 것인데, 天麻가 아니고는 제거할 수 없다고 되어 있다.

鑑 別

- 桂枝加龍骨牡蠣湯은 下焦虛勞에 의한 氣上逆인 데 反해서, 本方은 胃腸허약에 기초한 水分의 上衝에 의한 것이다.
- 吳茱萸湯과 本方 共히 胃腸이 허약하고 어지러움・嘔吐・頭痛 등을 수반하는 것에 쓰이는데, 吳茱萸湯은 嘔氣가 심하고 煩燥・上衝이 있고 發作性 頭痛을 나타낸다.

〔苓**桂朮甘湯**〕

心下部의 痰飮水毒(脾胃의 寒飮・虛)이 上部로 動搖하는 증상을 고치는 方이다. 起立性眩暈, 尿量減少, 手足冷, 氣上衝.

應 用

- 常習性 頭痛, 眩暈, 低血壓者 頭痛
  위아토니症으로 慢性的으로 頭痛으로 고통받는 경우에 쓴다.
  눈앞이 깜깜하고 휘둘리는 虛風.
  老人이나 허약한 사람의 어지러움.
- 偏頭痛
  위아토니症, 胃下垂症이 있는 환자에게 발작적으로 일어날 때에 쓴다. 날씨가 흐리면 頭痛이 일어난다는 경우에 좋다.
- 頭痛과 어지러움을 수반하는 어깨결림에 응용한다.
- 胃下垂, 胃無力症
- 嘔吐가 심하거나 手足冷이 심하면 吳茱萸湯을 合方한다.
- 胃腸 허약자의 高血壓으로 頭痛・어지러움 호소자.
- 脾胃허약자의 食後 手足倦怠 및 嗜眠症에 응용한다.

30 半夏瀉心湯

반하사심탕

處　　方

黃連(2.0), 黃芩(6.0), 乾薑(6.0), (炙)甘草(6.0), 人蔘(6.0), 半夏(12.0), 大棗(6.0)

證

1. 心下痞硬
2. 嘔吐 또는 嘔氣, 트림
3. 腹中雷鳴

典　　據

- 金匱曰, 嘔而腸鳴 心下痞者 半夏瀉心湯主之.
- 東醫寶鑑曰, 傷寒嘔而發熱者 若心下滿而不痛 此爲痞 半夏瀉心湯主之 胃虛氣逆者亦主之(仲景)

〔生薑瀉心湯〕

方極曰, 半夏瀉心湯證而 嘔者.

傷寒論曰, 傷寒汗出 解之後, 胃中不和, 心下痞硬, 乾噫食臭, 脇下有水氣, 腹中雷鳴下痢者, 生薑瀉心湯主之.

處方解說

本方은 脾胃不和를 和胃降逆하는 처방으로 上部의 熱症은 그대로 남아 있고 脾胃는 冷却되어 惡心, 嘔吐, 트림 등 上逆증상과 下痢, 腹鳴 등 下逆증상이 동시에 발생한 것으로, 寒熱虛實이 복합적으로 섞여 있는 心熱脾虛寒證에 對해 寒熱을 동시에 조정하고 脾胃의 昇降작용을 正常化시키는 처방이다.

本方적응 體質者는 虛實中間 정도의 體格으로 식욕이 不振하고 嘔吐 또는 嘔氣를 나타내고 트림을 하며, 心下痞硬 즉 환자 自身이 갑갑하거나 마친다고 하거나 또는 胃의 存在를 意識한다고 하기도 한다. 舌은 濕潤하며 白苔를 띤 경우가 많고 腹中雷鳴을 수반하며 下痢하고 나면 기분이 개운하다.

- 本方證의 大便의 특징은 腹中雷鳴이 있고 水分의 量도 많고 便의 量도 많으며 1日 1-3回로 泄瀉를 하고 나면 개운하다. 설사와 변비가 교대로 일어나기도 한다.

鑑　別

- 半夏瀉心湯의 下痢는 腹中雷鳴이 있으면서 下痢하고 나면 기분이 개운하나, 人蔘湯이나 眞武湯의 下痢는 腹中雷鳴이 없으면서 下痢하고 나면 기운이 빠진다.
  桂枝加芍藥湯의 下痢는 雷鳴이 없고 下痢하고 나도 뒤가 무겁다.
- 本方은 燥性과 寒性이 강하므로 胃陰虛性 惡心嘔吐에는 쓸 수 없다.
  이 때는 香砂六君子湯을 고려한다.
- 胃痛, 가슴쓰림, 嘔吐, 精神不安이 있으나 腸鳴, 마치는 감이 없을 때는 安中散을 생각한다.
- 半夏瀉心湯이나 眞武湯을 쓰는 下痢는 水分의 量도 많고 便의 量도 많으나 回數는 1日에 1~3回의 경우이다.
  한편, 葛根湯이나 桂枝加芍藥湯, 黃芩湯을 쓰는 下痢는 1回의 便의 量은 많지 않으나 回數가 많고, 또한 快通되지 않는다는 소위 裏急後重을 수반하며 便에는 粘液이나 血液, 膿 등이 섞이는 것이다.

〔小柴胡湯〕

半夏瀉心湯의 黃連대신 柴胡, 乾薑 대신 生薑.

肝脾不和(自律神經失調性) 胃腸病에 쓴다.

〔生薑瀉心湯〕

半夏瀉心湯에 生薑을 加한 것.

半夏瀉心湯證에서 水氣動搖가 더 심하여 트림을 많이 하며 먹은 飮食냄새가 나는 것이 특징이다.

또한 嘔吐, 呑酸도 半夏瀉心湯보다 심하다.

〔甘草瀉心湯〕

半夏瀉心湯에 甘草를 增量한 것.

氣의 動搖가 더 심하여 心煩・神經性이 과민한 者, 또는 下痢가 더 심하고 胃痛이 極甚, 고통스런 者를 목표로 한다.

應　用

- 急慢性 胃腸炎, 胃아토니, 胃潰瘍, 불면증, 神經症, 胃下垂症, 胃酸過多 등에 응용한다.
- 心下痞硬과 더불어 腸鳴이 있으면 本方의 正證이다.
- 腹痛과 입안에 침이 고이는 寒冷症이 있을 때는 人蔘湯을 合方한다.
- 暴飮 暴食으로 胃粘膜의 充血, 炎症 出血時는 黃連解毒湯을 合方한다.

31 半夏厚朴湯

반하후박탕

處　方

半夏(20.0), 生薑(10.0), 茯笭(8.0), 厚朴(6.0), 蘇葉(4.0)

證

1. 咽喉不利
2. 精神不安, 氣分鬱塞
3. 上腹部 膨滿感, 胃腸弱
4. 尿量多, 排尿回數 多

典　據

- 金匱曰 婦人咽中如有炙肉 半夏厚朴湯主之.
- 千金曰, 胸滿心下堅 咽中帖帖如有炙肉 吐之不出 呑之不下 半夏厚朴湯主之.

處方解說

本方은 痰飮(水毒)에 의한 胃氣上逆 基本方인 小半夏加茯笭湯에 蘇葉과 厚朴을 加하여 氣上逆과 痰飮을 다스리는 처방이다. 痰飮에 의한 胃氣 및 肺氣의 上逆을 가라앉히고 痰氣鬱結을 풀어주며 胃腸허약이 원인이 된 노이로제에 빈번히 응용된다.

本方적응 體質者는 다소 虛狀으로 性格이 小心하고 內省的, 신경질적 경향이다. 精神이 불안하거나 기분이 憂鬱, 불안 답답하고 自訴나 疑心이 많다. 胃腸허약으로 胃나 肺의 內壓이 증가하여 위로 氣가 上逆하여 咽喉에 무엇인가 막힌 듯한 느낌이 든다. 가슴이 답답하고 心悸亢進을 나타내는 경우도 있고, 上腹部가 膨滿하여 가스가 많이 차기도 하며 小便回數나 量이 증가하기도 한다.

- 半夏, 生薑, 茯笭은 모두 燥濕성질이 强한 藥이다.

따라서 胃熱, 胃陰虛에 의한 胃氣上逆에는 쓸 수 없다. 즉, 痰飮이 아닌 경우에는 사용하지 않는다.

또한 심한 虛證에는 禁忌이다.

本方을 먹고 軟便 또는 輕下痢가 있을 수 있는데 이는 좋은 반응이다.

鑑　別

• 本方은 內攻型 氣鬱性인 데 反하여, 甘草를 含有한 처방(例 : 甘麥大棗湯, 甘草瀉心湯)은 발산型, 히스테리形이다.

〔甘草瀉心湯〕

胃腸장해가 있으며 신경쇠약, 히스테리 등으로 목이 쉰 것으로 心下痞硬, 精神不安이 있는 경우 응용한다.

應　用

- 胃腸虛弱症, 神經性 胃炎, 胃下垂, 妊娠惡阻, 神經衰弱, 氣鬱症, 神經性 食道狹窄症, 咽喉異物感, 嗄聲, 氣管支炎, 氣管支喘息 등에 응용된다.
- 神經症에서 오는 일반적인 것.
  胃腸허약이 원인인 노이로제에 빈번히 응용된다.
- 陰證의 鎭咳劑로서 單方으로도 활용한다.
  陽證藥인 小靑龍湯, 麻杏甘石湯, 小柴胡湯, 大柴胡湯 등과 合方하면 좋은 경우가 많다.
- 女性의 不定愁訴.
  驅瘀血劑와의 倂用을 검토한다.
- 감기 끝에 오래 가는 기침, 신경성 기침에는 小柴胡湯을 合方한다.
  신경성 喘息으로 胸脇苦滿과 柴胡證이 있을 때.
  氣管支 喘息의 체질개선에 장기복용한다.
- 實證者의 氣管支炎, 氣管支 喘息에 大柴胡湯과 合方하여 장기복용한다.
- 咽喉異物感, 嗄聲에 자주 응용한다.
- 胃潰瘍, 十二指腸潰瘍, 胃痛에는 茯苓飮을 合方한다.
- 脾氣虛가 있을 때는 香砂六君子湯을 合方한다.
- 下腹部 冷症이 심하고 가스가 많이 차는 경우에는 大建中湯을 合方한다.
- 주로 合方으로 많이 쓰이며 四逆散이나 桂枝茯苓丸 등의 처방과 合方할 때는 腹直筋의 긴장이 있을 때도 잘 듣는다.
- 精神的 쇼크나 슬픔 등에 의한 無月經 또는 週期延長 등에 응용한다.
- 發作性 心悸亢進에도 활용하는데 發作時 尿意가 빈번해지며 숨을 내쉬면 편안해진다.
  〈心臟障碍로 인해 心悸亢進時는 尿가 多量인 경우는 없다.〉

32 防己黃芪湯

방기황기탕

處　方

防己(8.0), 黃芪(9.0), 白朮(6.0), 甘草(4.0), 大棗6.0), 生薑(6.0)

證

1. 體色이 희고 筋肉 軟(두부살)
2. 多汗
3. 浮腫, 關節水腫(下半身)
4. 足冷
5. 身重, 숨차고 疲勞, 尿量減少

典　據

金匱曰, 風濕, 身重, 汗出惡風者, 防己黃芪湯主之.

處方解說

本方은 氣虛한 者의 風濕으로 인한 浮腫과 關節痛에 대한 처방으로 氣虛의 風濕증상을 利水消腫하고 祛風止痛한다.

本方 적응자는 陰性 體質者로 浮腫이 있고 水肥大한 者로서 몸이 무겁고 권태로우며 숨이 차고 피로를 잘 느낀다. 體色은 희고 筋肉이 연약무력하며 두부살인 소위 물살찐 체질이다. 皮膚의 深部에 水滯를 띠고 있어 皮膚가 濕하고 짓무르기 쉽고 浮腫이 있다. 水分代射가 제대로 되지 않아 추위 더위에 모두 弱하다. 表가 虛하여 조금만 더워도 땀이 나기 쉬우며 추위도 잘 탄다. 발이 冷하며 上半身에는 自汗이 많고 下半身에는 浮腫이 있으며 尿量이 감소한다. 熱이 많지 않기 때문에 주로 下腹部나 다리에 水分이 모여서 浮腫이 나타나는 경우가 많다. 특히 무릎에 물이 고여서 膝關節炎을 일으켜 통증을 發하는 경우가 많다.

月經過少症을 나타내기도 하며 변비인 경우 大黃劑를 복용하면 腹痛을 일으키는 體質者

이다.

- 옛 사람들이 陽虛症이라고 일컫던 것으로서, 皮膚色이 희고, 筋肉이 연약하며, 이른바 물렁살인 뚱뚱한 사람으로, 發汗하기 쉽고 피로가 심한 것에 本方이 좋다.
- 복용後 蟻走感時는 風濕邪가 풀어지는 徵兆로 좋은 증상이다.
- 주로 太陰人에게 많이 쓰인다.

鑑 別

- 本方은 發赤, 熱感 등 熱證이 아닌 關節水腫에 사용된다.
  炎症이 인정될 때는 消炎작용이 있는 처방, 예를 들면 麻杏薏甘湯, 越婢加朮湯, 薏苡仁湯 등이라야만 효과를 본다.
- 風濕이 在表時는 麻黃劑를, 在裏時는 防己劑를 사용하는 것으로 판단함이 可.
  風濕症으로 氣虛증상(숨차고 元氣不足, 숨차고 自汗)이 아닐 때는 越婢加朮湯을 써야 한다.
- 眞武湯의 浮腫
  冷感을 수반하는 浮腫, 陽虛의 浮腫
  연하고 탄력이 없고 부스스한 느낌.
- 桂枝加黃芪湯보다 深部에 水滯가 있고 浮腫을 수반.

〔麻杏薏甘湯〕

두 처방 共히 風濕을 다스린다.

實證인 麻杏薏甘湯은 風濕이 아직 皮膚에 있고 關節에 이르지 않은 상태로, 汗出이 없어 水滯가 많으므로 疼痛이 심하고 發熱을 수반한다.

虛證用인 防己黃芪湯은 汗出이 많아 水滯가 적으므로 疼痛이 가볍다.

應　用

- 下肢關節류마티스, 膝關節炎, 多汗症, 浮腫, 肥滿症, 腎炎, 네프로제, 濕疹, 蕁麻疹, 月經不順 등에 응용한다.
- 膝關節에 變性이 생긴 경우에 잘 듣는다.
  慢性時에는 本方에 八味地黃丸을 合方한다.
- 發赤・熱感 등 炎症이 아닌 關節水腫에 응용된다. 疼痛은 경미하다.
- 기운이 없고 쉽게 피로해지는 氣虛의 發汗, 浮腫에 널리 사용된다.
- 陰性 體質者로 體表에 水毒이 있으면서 表가 虛한 사람에게 쓴다.
- 물살찐 사람으로 여름에 심한 땀으로 고생하는 사람, 또는 이런 사람의 여름感氣에 쓴다.
  이러한 體質者가 感氣를 앓은 後, 惡寒 小便不利 등이 있어서 땀이 많다고 하는 경우에 흔히 효과를 나타낸다.
- 中年後의 女性 肥滿者. 筋肉이 軟하고 물살찐 者.
  美食과 運動 부족자에 적응자가 많다
- 皮膚에 濕氣가 있어 짓무르기 쉬운 경우. 下肢潰瘍.
- 皮膚에 濕氣를 띠고 있는 두드러기, 濕疹
- 月經過少症
- 腎炎, 네프로제, 妊娠腎, 陰囊水腫
- 多汗症, 腋臭

33 防風通聖散

방풍통성산

處方

防風(4.0), 麻黃(4.0), 荊芥(3.0), 薄荷(4.0), 大黃(4.0), 芒硝(4.0), 滑石(10.0), 山梔子(3.0), 石膏(4.0), 桔梗(4.0), 當歸(4.0), 川芎(4.0), 芍藥(4.0), 黃芩(4.0), 連翹(4.0), 白朮(3.0), 甘草(2.0), 生薑(3.0)

證

1. 健壯한 體質로 肥滿型
2. 腹部膨滿, 緊張 强
3. 便秘
4. 頭部 逆上症

處方解說

本方은 肥滿性 卒中 體質者, 一名 臟毒症 體質者의 風熱毒 裏實證에 대한 처방이다. 表實熱과 裏實熱을 兼한 表裏俱實, 즉 風熱이 盛해서 表裏 三焦俱實한 것을 皮膚 및 呼吸器, 大小便을 通해 風熱毒을 배출한다.

本方적응 體質者는 外觀이 大柴胡湯證과 비슷하나 옆구리의 뻣뻣한 느낌(抵抗壓痛-胸脇苦滿)이 없으며, 명치밑의 抵抗感(胃部의 痞)이 없고 주로 배꼽을 中心으로 膨滿하다. 頭部 逆上症(高血壓, 頭痛, 口渴, 難聽, 蓄膿症, 어깨결림 등)을 나타내기도 하며 尿色은 濃厚하고 便秘氣가 있다.

- 防風通聖散은 처방구성상 寒熱이 함께 보일 때 쓴다.
  즉, 속에서 熱이 심하지만 寒이 表를 막고 있는 상태이다.
- 血壓이 높더라도 마르고 顔色이 蒼白한 사람, 腹部가 연약무력하고 이완되어 있거나 긴

장된 사람에게는 써서는 안 된다.

복용 후 나른하고 졸리거나 식욕이 감퇴하는 者, 不快한 下痢를 일으키는 사람에게는 禁忌이다.

鑑　別

- 防風通聖散은 大柴胡湯과 유사하지만 명치밑에 抵抗感이나 옆구리 등에 뻑뻑한 느낌(胸脇苦滿)이 없다.

應　用

- 顏面生瘡 諸風症(高血壓, 卒中, 喘息, 發狂, 皮膚病)에 응용한다.
- 高血壓症으로 얼굴이 빨갛게 되어 있을 때는 黃連解毒湯을 合方한다.
- 實證 體質者의 肥滿症 치료에 활용할 기회가 많다.
  中間증의 肥滿者에 대해서는 防已黃芪湯과의 合方이 바람직한 경우가 있다.
- 肥滿者에 大柴胡湯이나 本方을 응용시 桃核承氣湯, 桂枝茯苓丸, 大黃牧丹皮湯 등의 驅瘀血劑를 倂用하면 더 좋은 경우가 있다.
- 臟毒症 체질의 蓄膿症에 荊芥連翹湯과 合方한다.

34 排膿散及湯

배농산급탕

處　方

桔梗(4.0), 甘草(3.0), 大棗(3.0), 芍藥(3.0), 枳實(2.0), 生薑(2.0)

證

局所炎症을 隨伴하는 化膿症

處方解說

本方은 炎症을 수반하는 化膿症, 특히 化膿性이 急性인 경우 흔히 활용한다.
全身的인 發熱 惡寒이 없고 胸脇苦滿이 없으며 변비 증상도 수반하지 않는 경우 사용된다.

應　用

- 麥粒腫이나 또는 局所的 化膿症, 淋巴腺炎, 蓄膿症, 喘息, 乳腺炎 등에 응용한다.
- 시일이 경과하여 굳어졌을 때는 桂枝茯笭丸을 활용해야 한다.
  신체의 어느 부위에 비지같은 것이 생겼다고 할 때는 本方에 桂枝茯笭丸을 合方하여 쓰면 좋다.
- 麻杏甘石湯證과 같이 粘痰 배출에 고통을 받는 喘息환자에 투약이 가능하다.
  豫想 以外로 本方證의 喘息환자가 많다.
- 가슴이 답답한 경우 胸部內의 炎症에 起因한다고 판단되는 경우 本方을 활용한다.
  例 : 排膿散及湯＋小(大)柴胡湯＋炙甘草湯

35 白虎加人蔘湯

백호가인삼탕

處　方

知母(12.0), 石膏(32.0), 甘草(4.0), 粳米(18.0), 人蔘(6.0)

證

1. 심한 口渴, 口舌乾
2. 身熱感
3. 自汗 또는 尿量增大(體液喪失)
4. 便秘 없음
5. 呼吸促迫, 無力感

典　據

傷寒論曰, 傷寒, 若吐若下後, 七八日不解, 熱結在裏, 表裏俱熱, 時時惡風, 大渴, 舌上乾燥而煩, 欲飮水數升者, 白虎加人蔘湯主之.

處方解說

本方은 裏熱로 因한 炎症性 高熱, 發汗과 이에 수반하는 脫水증상으로 심한 口渴이 있고 小便自利가 있는 경우, 裏熱을 가라앉힘으로써 脫水·脫盡을 解消하는 裏熱虛證用 方劑이다.

本方 적응자는 裏에 熱이 있어 自汗이 많이 있고 體液이 缺乏하여 있으므로 口渴이 생기고 舌이 건조하며 便通이 잘 되고 排尿量도 많다. 發汗 및 排尿가 잘 되고 裏에 熱이 있어 體液이 缺乏하여 脫水症勢를 나타내고 脫盡상태를 유발하기도 하여 숨차고 無力해지고 피로해지기 쉬운 虛證者이다.

- 脫水 脫盡으로 因해 건조해진 상태를 개선한다.

鑑 別

• 感氣, 肺炎, 기타 여러 가지의 熱性 傳染病에 나타나는 熱狀으로서 변비하고 燥屎를 形成하고 譫語를 發하는 경우에는 大承氣湯을 사용한다. 本方은 病狀이 아직 大承氣湯을 사용하기에 이르지 않은 경우이다.

〔五苓散〕

渴症, 小便不利, 胃內停水.

應 用

• 熱射病, 日射病, 肺炎 등의 熱症에 응용한다.

• 옛 사람들은 本方을 上焦의 消渴에 대한 처방으로 삼았다.
口渴이 심한 糖尿病에 응용한다.
麥門冬湯과 合方하여 자주 활용된다.

• 瘙痒性 皮膚病에 활용한다.
瘙痒部 赤味, 건조, 煩渴
瘙痒이 심한 患部가 充血, 赤色, 건조한 皮膚炎, 乾癬, 蕁麻疹

• 發熱性 疾患의 發汗過多後 解熱後 脫水症狀
⇨ 麥門冬湯 + 白虎加人蔘湯

• 어린애들 아무 이유없이 高熱, 안 낳는 애들
⇨ 白虎加人蔘湯 + 牛黃

• 입에서 단내가 날 때.
胃腸의 津液이 빠져서 나는 燻煙性의 단내.

• 風齒나 齒痛時 가감 응용한다.
齒牙 통증은 胃에 屬. 잇몸 통증은 腎에 屬.

• 四肢末端, 手足의 煩熱에 응용한다.

• 腦膜炎時 일단 大承氣湯으로 설사시킨 後 本方을 투약한다.

• 小兒 夜尿症
口渴이 심하여 물을 자주 마시고 尿量이 많은 경우에 좋다.

36 補中益氣湯

보중익기탕

處　方

人蔘(6.0), 白朮(6.0), 炙甘草(2.0), 陳皮(6.0), 當歸(6.0), 柴胡(2.0), 升麻(2.0), 黃芪(8.0)

證

1. 手足倦怠感
2. 虛弱體質로 疲勞하기 쉬움
3. 음식맛을 모름
4. 臍部動悸, 易汗出, 言語輕微, 眼勢無力

處方解說

本方은 中, 즉 脾胃의 氣虛를 補하여 益氣하는 代表처방으로 虛證의 피로감을 補益하기 위해 널리 쓰이는 처방이다.

本方적응 體質者는 冷性으로 筋無力, 아토니 體質者로 땀을 잘 흘린다. 眼勢가 無力하고 言語에도 힘이 없으며 소화기능이 저하되어 있고 음식맛을 잘 모른다. 따뜻한 음식을 좋아하고 입안에 침이 고이는 일이 많다. 피로하기 쉽고 腹部의 탄력이 缺乏한 虛證 體質者이다.

- 手足倦怠를 목적의 하나로 삼는다.
  12經脈을 좋게 해 주는 藥이다. 따라서 補養에 기본으로 쓰인다.
- 全身機能, 代謝作用, 腦興奮性을 强化하여 骨格筋 平滑筋 支持組織의 긴장력을 높여 四肢倦怠 無力感을 없앤다.
  이와 동시에 消化吸收力을 촉진하므로 補氣(益氣)健脾(補中)한다.
- 병세가 심하고 發揚性인 것에는 주의가 필요하다.

鑑　別

• 小柴胡湯을 썼으면 하는 경우로서 피로하기 쉽고 腹部의 탄력이 缺乏한 虛證인 경우에 쓴다.
• 柴胡桂枝乾薑湯보다 더 쇠약하여 胃에 寒冷 있는 者에게 적합하다.

應　用

• 허약체질, 胃下垂, 子宮下垂, 子宮後屈, 脫肛, 多汗症 등 응용범위가 넓다.
• 虛證 體質者의 피로, 手足倦怠에 널리 사용된다.
婦人의 冷性 體質者에 응용할 기회가 많다.
• 脾胃허약한 사람의 發熱에 적합한 解熱方이다.
• 交接出血에는 歸脾湯을 合方한다.
• 버짐, 비듬이 피면서 無力時에는 四物湯을 合方한다.
• 無力하고 추위를 타면서 頻尿時에는 眞武湯을 合方한다.
• 脫肛. 子宮下垂 脫出症.
허약체질, 皮膚組織이 弛緩된 貧血 體質者로 피로감이 심한 경우, 弛緩된 組織을 긴장시켜 체력을 補한다.
• 姙娠中毒症. 虛證으로 元氣가 쇠약한 경우 當歸芍藥散과 合方한다.
• 多汗症. 病을 앓은 뒤나 몹시 피로하여 發汗하기 쉬운 경우에 쓴다.
• 주름살이 많은 老人들에게 溫補시킬 목적으로 활용하면 좋다.
눈까풀이 밑으로 쳐질 때 雙和湯을 合方하여 응용하기도 한다.
• 술에 상하여 頭痛이 있거나 嘔吐, 眩暈이 있을 때도 쓸 수 있다.
內傷으로 氣가 虛하여 眩暈이 있을 때 활용한다.
內傷에 補氣를 시킬 때 補中益氣湯이 기본이다.
• 水樣性 泄瀉나 浮腫에는 五苓散이나 苓桂朮甘湯을 合方한다.
• 浮腫이 없고 단지 水樣性 泄瀉時에는 桂枝湯을 合方한다.
• 물을 마시고 나서 바로 小便을 볼 때도 활용한다.
• 貧血로 頭痛時에는 淸上蠲痛湯을 合方한다.
• 脈이 빠르고 熱狀을 보이면서 無力時 滋陰降火湯을 合方한다.
• 季節에 상응하게 해 준다.
조금만 추우면 얼어붙는 것 같고, 조금만 더워도 답답해 하고 땀을 뚝뚝 흘리는 것도 季節에 상응하지 못한 것으로 본다.
• 尿失禁에 적용이 가능하다.
大笑로 排尿, 排便, 失禁

• 小便이 시원치 못하면 다리를 똑바로 못 걷는다.
일종의 津液이 새는 現狀이기 때문에 다리가 말려 들어가 두 다리가 몸을 지탱하지 못한다. 本方을 가감한다.
• 氣虛로 手足저림이 있을 때는 本方 가감을 활용한다.
手足이 저리는 것(痺證)은 末梢血管炎일 때나 血量이 부족할 때 나타난다.
• 陰精, 陰脫에도 활용한다.
• 勃起不全, 前陰에도 응용한다.
섹스할 때 勃起는 안 되고 진득진득한 땀만 난다면 雙和湯을 활용하고, 그 外에는 本方을 활용한다.
• 本方 적응 體質者의 痔疾에 乙字湯을 合方한다.
• 氣虛의 腸燥변비에 麻子仁丸을 合方한다.
• 産後 체력회복에는 芎歸調血飮과 같이 쓴다.
脫肛, 子宮脫에 유효하다.
• 땀이 잘 나는 허약 體質者의 蓄膿症에 응용 가능하다.

37 茯苓飮

복령음

處方

茯苓(6.0), 人蔘(6.0), 白朮(6.0), 枳實(4.0), 陳皮(5.0), 生薑(8.0)

證

1. 胃內停水膨滿
2. 尿量減少
3. 吐食(不能食)

典據

方極曰, 治心下痞鞕而悸, 小便不利, 胸滿而自吐, 宿水者.

處方解說

本方은 溜飮症의 代表처방으로 虛證으로 貧血性이며, 脾胃가 허약하여 胃內에 停水가 充滿해 있고 胸膈의 사이로 넘쳐서 水様物을 吐出하고 虛氣가 가득 차 있어서 먹지 못하는 자를 목표로 한 처방이다. 本方이 적응하는 胃의 溜飮은 "停飮宿水"라는 "實"로서 일종의 機能障碍에 해당한다.

本方적응 體質者는 虛證으로 貧血性인데 肥滿하다든가 야윈 體格, 영양상태와는 큰 관계가 없다. 吐하면서도 惡心·嘔吐가 없다. 즉 미식거리지 않는 것이다. 많은 量을 吐하는 것이 아니라 새콤한 물을 吐하며 식욕이 없는 것이 아니라 먹고 싶어도 들어가지 않는 것이다. 胃內에 停水 및 가스가 膨滿하여 가슴앓이를 하고 幽門通過 障碍를 일으켜 溜飮과 虛氣가 充滿한 것으로, 胃의 긴장도 충분하고 수축력도 있으나 通過가 좋지 않은 것이다.

- 本方은 理中湯의 變方으로 甘草가 빠지고 枳實, 陳皮가 들어 있어 平素 胃腸이 虛寒하고 얼굴이 노랗게 보이며 貧血경향인 사람으로 吐症이 있을 때 쓰면 좋다.

• 胃內停水를 去하고, 充滿된 가스를 제거하는 작용이 있다.
胃에 가스가 充滿하여, 그 때문에 食事를 할 수 없다고 하는 증상을 목표로 하여 쓴다.

鑑　別

• 人蔘湯은 脾胃虛寒水를 加溫하고 利水를 主.
本方은 利水劑 以外에 理氣藥인 陳皮, 枳實을 加하여 心胸中의 停水와 虛氣充滿을 治하도록 되어 있다.
• 心胸間虛하여 氣滿하므로 食不能이라 했듯이 식욕이 없는 것이 아니라 먹고 싶어도 들어가지 않는 것이다.
따라서 六君子湯의 적응대상이 아니므로 六君子湯을 쓰면 받아들이지 않는다.
約 1시간마다 복용하고 증상이 없어지면 복용을 중지한다.
• 惡心은 없으나 吐하는 點은 五苓散이 적응하는 水逆의 상태와 같다.
그러나 五苓散을 쓰게 되는 상태는 水分의 吸收障碍로 胃腸管內에 水分이 고인 상태로 吐出과 함께 설사도 하는데 幽門의 通過障碍는 없다.
• 顔色이 蒼白하며 누렇게 보이는 것은 吳茱萸湯과 비슷하지만, 吳茱萸湯에는 頭痛과 肩痛, 煩燥가 있는데 本方에는 이러한 證이 없다.
또 吳茱萸湯은 腹痛이 있거나 頭痛이 있을 때 心下가 膨滿하면서 가슴으로 치받히는데, 本方은 치받히는 것이 없고 주로 動悸와 嘈雜이 있다.

應　用

• 胃아토니症, 胃擴張症, 胃下垂症 등에 응용한다.
• 脾虛한 痰飮症에 활용한다.
• 기분이 鬱積하고 咽喉異物感이 있으면서 動悸, 眩暈, 가슴앓이, 嘔氣, 尿量減少, 不安神經症時에는 半夏厚朴湯을 合方한다.
胃・十二指腸潰瘍, 神經性 胃炎에 매우 유효하다.
胃下垂, 食道痙攣, 妊娠惡阻, 神經性心氣症, 不安神經症, 히스테리 등에 응용한다.
• 胃下垂症 환자의 氣管支 喘息, 百日咳, 持發性 氣胸 등에는 半夏厚朴湯 以外에 麻杏甘石湯, 小柴胡湯 등을 合方한다.

38 四物湯

사물탕

處　方

當歸(8.0), 川芎(6.0), 芍藥(8.0), 熟地黃(8.0~12.0)

證

1. 貧血, 皮膚枯凋無潤
2. 腹部軟弱, 臍上動悸
3. 煩熱感
4. 胃는 弱하지 않음

處方解說

本方은 血에 대한 聖藥이라고 일컬어지는 血虛에 대한 기본처방이다. 補氣劑의 代表方인 四君子湯과 더불어 補血劑의 代表方으로 韓方補劑의 雙璧을 이루는 基本方이다. 일반적으로 單方으로 쓰이는 경우보다는 他藥材 또는 他方과 合方하여 응용되는 경우가 많다.

本方적응 體質者는 貧血性으로 全身 내지 局所的 營養失調상태에 해당된다고 할 수 있다. 顔色이 不良하고 全身的으로 皮膚가 枯凋하며 煩熱 灼熱感을 나타낸다. 皮膚가 까칠하게 건조경향이 있을 때 효과를 나타내며, 얼굴이 하얗고 촉촉하게 젖어있는 듯한 浮腫과 水毒증상이 있는 사람에게는 효과가 없다.

腹部연약하며 臍上에서 動悸가 있고 胃는 弱하지 않은 體質者로 手足도 따뜻하며 大便도 변비경향인 者에 적합하다. 腹診上 心下痞硬이 없으며 食積 不化도 없고 飮食을 먹어도 쉽게 虛飢症을 느끼는 사람이 많다.

血의 熱을 식히고 滋潤하는 작용이 있으므로 입술이 蒼白할 정도로 貧血이 있는 사람과 胃腸허약으로 泄瀉하기 쉬운 사람에게는 사용할 수 없다.

鑑　別

- 입술색이 하얗게 되도록 貧血이 심한 것은 陰을 補하는 四物湯과 같은 것을 사용하지 말고 陽을 補하는 四君子湯을 사용하면 좋다고 하였다.
- 上下에서 모두 出血이 심하면 四物湯은 안 된다고 한다.
- 本方은 皮膚가 까칠하게 건조경향이 있을 때 효과가 있다.
  따라서 얼굴이 하얗고 皮膚가 촉촉하게 젖어있는 듯한 浮腫과 水毒 경향이 있는 사람은 효과가 없다.
  이런 경우에는 當歸芍藥散이 알맞다.

應　用

- 血液의 營養과 滋潤부족에 對한 기본처방이다.
- 月經不順, 月經痛 등 婦人의 諸疾患을 治하는 婦人의 聖藥이다.
- 婦人의 血行不順症이라고 하는 婦人科的 여러 가지 疾患에 起因하는 신경증상을 鎭靜시킨다.
- 無月經.
  貧血경향인 者로서 生殖器 發育不全, 卵巢의 機能障礙, 子宮粘膜의 萎縮 등에 의한 경우 응용한다.
- 小柴胡湯과 合方하여 產褥熱에 응용한다.
- 血尿에 猪苓湯과 合方한다.
- 血熱性 乾性 皮膚病, 更年期障害 등에 黃連解毒湯을 合方한다.
  血虛・血燥・血熱性 方劑로 널리 사용되는 溫淸飮이다.
- 식욕부진, 胃腸허약 등 氣虛症이 있을 때는 四君子湯을 合方한다(八珍湯).
  氣血兩虛하여 胃腸허약, 貧血, 元氣不足, 皮膚枯凋한 데 쓴다.
- 本方에 苓桂朮甘湯을 合方하면 連珠飮이 된다.
  貧血에 의한 動悸, 眩暈, 耳鳴, 顔面浮腫에 쓴다.
- 胃潰瘍 出血에는 小柴胡湯(柴胡四物湯), 또는 黃連解毒湯(溫淸飮)을 合方해서 쓴다.
- 皮膚가 건조하고 가려움증에 當歸飮子를 合方해도 좋다.
- 瘀血, 鬱血에 의한 出血에는 桂枝茯苓丸을 合方한다.
- 精神的 스트레스를 兼한 出血로 不安, 抑鬱時 香蘇散이나 抑肝散을 合方한다.
- 子宮出血, 月經過多에는 當歸, 川芎의 量을 減量하고 阿膠, 艾葉, 炙甘草를 加한다(芎歸膠艾湯).

39 四逆散

사역산

處方

柴胡(6.0), 芍藥(6.0), 枳實(6.0), 炙甘草(6.0)

證

1. 左右 腹直筋攣急
2. 心下痞硬
3. 手足冷

神經過敏, 動悸, 下痢, 腹痛, 咳嗽

典據

傷寒論曰, 少陰病, 四逆, 其人或咳, 或悸, 或小便不利, 或腹中痛, 或泄利下重者, 四逆散主之.

處方解說

本方은 肝氣鬱結의 기본처방으로 肝實脾虛時 주로 사용한다. 작용점은 肝과 胃腸으로, 肝氣가 鬱結되고 肝脾不和時 柴胡, 芍藥의 배합으로 肝氣鬱結을 解消하고 理氣의 枳實, 解痙止痛의 甘草의 도움으로 肝氣鬱結을 解鬱疏通시킨다. 肝脾不和란 自律神經失調로 인한 胃機能失調(胃腸蠕動異常), 幽門痙攣, 腹部膨滿 등으로 肝木克脾土라고 한다.

本方적응 體質者는 虛實中間 정도로 大柴胡湯보다는 虛證이고 小柴胡湯보다는 實證인 者로 精神的으로 긴장되고 胸脇苦滿을 나타낸다. 左右 腹直筋이 심하게 攣急하고 心下痞硬을 나타내며 腹痛을 수반하기도 한다. 手足이 厥冷하고 손발 바닥에 땀이 많이 나는데, 이것은 本方사용 목표로서 중요하다. 手足汗은 精神的 긴장에 의해 증가하는 것으로 이를 肝氣鬱結의 한 증상으로 해석한다. 大便은 下痢 또는 변비를 나타내는데 後重感을 수반한다.

- 四逆散의 四逆이라는 뜻은 손발의 끝에서부터 거꾸로 차가워지면서 위쪽으로 이르는 것을 말한다. 따라서 手足의 冷症이 하나의 목표점이 된다. 여기에 發汗이 곁들이면 더욱 좋다. 즉 손발이 冷하고 축축하게 躁症이 높아져서 신경과민이 되어 있는 경우에 사용한다.
- 공부를 한다거나 思索에 잠기면 그 때마다 반드시 옆구리 언저리가 조이고 막히는 것같이 느껴지며(肝膽經脈이 지나가는 곳), 조금만 걸어도 옆구리가 결려서 숨도 제대로 쉬지 못하기 때문에 이 곳을 손으로 꾹 눌러 주어야 한다고 할 때도 쓰면 좋다.
- 大柴胡湯보다 虛證이고 小柴胡湯보다는 實證인데, 腹直筋 긴장이 季肋下에서부터 있고 胸脇苦滿이 현저하다. 또 柴胡의 證으로서 手足이 厥冷하는 것을 고치고, 혹은 이른바 癎이 亢進하는 것을 고친다.

鑑 別

- 熱厥의 특징은 四肢冷이 보이는 것인데 身熱感이나 發熱과 동시에 일어나는 것이 특징이다.
  熱厥에는 四逆散 以外에 白虎湯이나 承氣湯類도 사용된다.
  本方은 白虎湯의 大渴症, 大汗出, 脈洪大라든가 承氣湯類의 譫語, 변비, 舌黃苔, 脈沈實有力 등은 보이지 않는다.
  대신 熱厥의 정도는 白虎湯이나 承氣湯類에 비해 별로 강하지 않다.
  熱厥이며 熱症이 가벼운 경우 本方이 적당하다.
- 過敏性 結腸이나 痙攣性 변비, 腹痛에 잘 듣는다.
  그러나, 冷寒症이 있으면 當歸建中湯이나 桂枝加芍藥湯이 적합하고, 통증이 있는 下痢에는 甘草瀉心湯이 좋다.
- 本方은 大柴胡湯의 黃芩, 半夏, 大黃, 生薑, 大棗 代身에 甘草를 加한 것이므로, 嘔吐·변비 등의 증상이 없고 急迫性인 心下痛이 強한 경우에 쓴다.

〔柴胡疏肝散〕

肝氣鬱結로 胸脇痛, 腹痛, 腹部膨滿感, 月經痛 등 氣滯증상이 심하다.

四逆散에 比해 痙痛, 膨滿感이 심하다.

應 用

- 신경성이라 불리는 胃腸疼痛, 氣道 食道 膽道 尿路系・生殖器系, 그 밖에 痙攣性 疼痛, 運動障碍에 널리 응용된다.
  女性의 스트레스性 月經不順에 응용한다. 月經前 乳房腫痛 등을 나타내는 경우에도 응용한다.
- 柴胡證에 對해서는 거의 四逆散을 가감하여 쓴다.
  柴胡桂枝湯, 大柴胡湯은 대표적인 四逆散의 加減方이다.
- 히스테리 轉換反應
  甘麥大棗湯이나 甘草瀉心湯을 合方한다.
- 胃酸過多症, 胃潰瘍 등에 응용한다.
- 逆流性 食道炎, 膽囊炎 등 炎症이 수반시는 大柴胡湯이나 黃連解毒湯을 合方한다.
  초조, 흥분, 煩怒時에는 黃連解毒湯을 合方한다.
- 疏肝解鬱, 理氣효과를 强化하기 위해 香蘇散을 合方한다.
- 不眠에는 酸棗仁湯을 合方한다.
- 急性 肝炎으로 濕熱症候時는 茵蔯蒿湯을 合方한다.
- 氣虛가 심하면 四君子湯이나 補中益氣湯을 合方한다.
- 血虛가 심하면 四物湯을 合方한다.
- 신경쓰면 泄瀉하는 者는 六君子湯을 合方한다.
- 陰虛를 겸한 경우는 六味地黃湯이나 滋陰降火湯을 合方한다.
- 過敏性 結腸, 痙攣性 변비에는 本方에 大建中湯을 合方한다.

40 酸棗仁湯

산조인탕

處　方

酸棗仁(9.0), 知母(4.0), 茯笭(4.0), 川芎(4.0), 甘草(2.0)

證

1. 몸이 衰弱해져서 煩燥 不眠者.
2. 血虛症(虛勞, 眩暈, 動悸, 健忘, 元氣不足 등)
3. 心肝火旺症(氣上逆, 煩熱感, 不安焦燥, 口渴, 咽乾 등)

典　據

金匱曰, 虛勞, 虛煩不得眠, 酸棗仁湯主之.

處方解說

本方은 血虛·心肝火旺, 즉 心肝의 血氣가 虛燥하여 心肝火旺인 허약體質者가 신경이 銳敏해져서 煩燥하여 잠을 이루지 못할 때 淸熱除煩 養心安神하는 처방이다.

本方적응 體質者는 허약한 體質者로 脈과 腹이 모두 긴장력이 부족하나 歸脾湯과는 달리 營養쪽과는 별로 관계가 없다. 신경이 예민하고 불안하며 虛勞性 嗜眠症을 나타내기도 하는데 本方 적응자는 생각을 많이 해서 肺에 津液이 부족해서 오는 불면증이라고 할 수 있다. 肺에 津液이 부족하여, 즉 陰虛하여 가슴이 두근거리고 불안(虛煩)하여 煩燥症을 일으키며 잠을 자지 못한다. 陰液부족으로 혀가 건조한 경향을 나타내며 변비증상을 나타낸다. 下痢가 있거나 下痢경향인 者에게는 투약을 禁한다.

- 虛勞가 되어, 별로 대수롭지 않은 일까지 걱정이 되어 잠을 이루지 못하는 경우에는 酸棗仁湯이 主治한다(金匱)

鑑　　別

- 桂枝加龍骨牡蠣湯과 柴胡加龍骨牡蠣湯은 胸腹動悸가 특징이나, 本方은 胸腹動悸 라기 보다는 心悸이다.
- 小柴胡湯의 不眠은 흥분과 불안이 있다.
  本方은 누워 있으면 精神이 말똥말똥하고 잠이 안 온다고 할 때가 많고 심하면 煩燥와 動悸를 보인다.
- 溫膽湯은 痰飮이 있고 胃內停水가 있고, 배를 만져보면 출렁출렁한 것이 있고 혀를 보면 水分이 많다.
  反面에 本方은 陰液이 부족하므로 혀가 건조한 경향이다.
- 歸脾湯과 구별하여 보면 둘다 思慮過多에 쓰이지만, 歸脾湯은 消化器가 약하고 밥맛이 없으며 얼굴이 누렇게 뜨고 영양상태가 나쁘면서 不眠이 오는 것이다.
  本方은 營養쪽과는 별로 관계가 없다.
- 歸脾湯과 本方 共히 嗜眠症에도 쓰이는데 歸脾湯은 食後嗜眠이다.
- 黃連解毒湯이나 三黃瀉心湯이 적응하는 不眠은 實熱로 腦血管 充血에 의한 불면증이다.

應　　用

- 불면증(心身虛勞), 盜汗, 嗜眠症, 健忘症, 신경쇠약, 多夢, 煩驚, 出血後 虛煩 등에 응용한다.
- 신경쇠약으로 인한 盜汗, 不眠
- 嗜眠症 치료에도 활용한다.
- 平素에 몸이 가날프고 弱한 사람이 갑자기 가슴이 답답하여 잠을 이루지 못할 때가 本方의 正證이다.
- 공연한 일로 신경을 써서 잠을 이루지 못하는 경우에도 좋다.
- 신경증상이 있고 밤새도록 잠을 못자서 안절부절하는 경우에는 證에 따라 柴胡劑나 甘麥大棗湯을 合方한다.
- 六味나 八味 등 적당한 처방을 배합하거나 補中益氣湯, 八物湯, 十全大補湯, 雙和湯 등과 合方하여 쓸 수도 있다.

41 蔘苓白朮散

삼령백출산

處　方

人蔘(2.0), 茯笭(2.0), 白朮(2.0), 甘草(2.0), 山藥(2.0), 蓮肉(1.0), 桔梗(1.0), 薏苡仁(1.0), 白扁豆(1.0), 砂仁(1.0)

證

1. 胃腸虛弱
2. 水樣性 下痢
3. 食慾不振
4. 全身倦怠, 貧血, 冷症
5. 脈·腹 모두 軟弱.

處方解說

本方은 四君子湯의 補氣健脾 효능에 利水止瀉理氣효과를 附加한 것으로 脾胃허약한 者의 下痢에 대한 대표적 처방이다. 全身機能, 특히 消化機能 저하로 消化吸收障碍가 원인이 되어 水樣性 내지 軟便, 또는 不消化性 下痢를 일삼는 者에 대해 脾胃氣虛를 補하고 濕을 除하여 理氣化濕止瀉한다.

本方적응 體質者는 마르고 허약체질로 貧血性이며 冷症으로 脈과 腹이 모두 無力하며 胃腸이 허약하다. 식욕이 不振하며 消化機能이 弱하고 慢性的으로 下痢경향이 있다. 약간 腹滿 腹鳴은 있으나 腹痛은 거의 수반하지 않는 것에 쓰며 表證(惡寒, 發熱)은 없다.

- 中焦를 平補할 뿐 熱하지 아니하고, 滲濕하면서도 正氣를 傷하지 않는다.
- 脾胃氣虛에 濕이 挾雜한 증후와 肺氣虛에 의한 久嗽, 多痰에 쓴다.

鑑　別

〔**人參湯**〕

心下冷, 胃內停水, 虛寒, 小便自利.

〔**六君子湯**〕

脾胃氣虛, 식욕부진, 腹鳴, 水樣性下痢.

應　用

- 慢性 胃腸炎, 慢性 下痢, 慢性 消化不良症 등에 많이 활용한다.
- 大病後 피로하여 식욕부진 호소자.
- 脾胃가 허약한 婦女子의 子宮出血이나 出産後 出血, 白濁같은 帶下에 응용한다.
- 뚜렷한 病症이 없으면서 식욕이 떨어지고 몸이 야위어가는 데 활용한다.
- 肺氣虛에 의한 久嗽, 多痰.
- 漢藥 복용후 泄瀉 호소시.
- 六味나 八味 복용시 吸收力 强化를 목적으로 合方한다.
- 수험생들이 피로하고 식욕이 없고 불안초조할 때 歸脾湯과 合方한다.
- 腹痛時 桂枝加芍藥湯, 芍藥甘草湯, 小建中湯과의 合方을 검토한다.
- 大病後 또는 慢性泄瀉의 調理劑로 좋다.
  脾胃를 튼튼하게 하고 식욕이 旺盛해지고 氣血이 보충된다.
- 腸結核, 飮酒後 下痢, 小兒 여름 푸른 똥.
- 寒冷 등 陽虛증후(찬 것 먹으면 泄瀉, 消化不良이나 腹痛 호소)時에는 理中湯이나 眞武湯을 合方한다.
- 手足倦怠가 심한 경우에는 補中益氣湯을 合方한다.

42 蔘蘇飮

삼소음

處 方

蘇葉(6.0), 桔梗(6.0), 枳殼(6.0), 陳皮(6.0), 半夏(6.0), 茯苓(6.0), 前胡(2.0), 葛根(12.0), 木香(2.0), 人蔘(4.0), 甘草(4.0), 生薑(4.0), 大棗(4.0)

證

胃腸虛弱者 感氣, 기침

處方解說

本方은 胃腸이 弱하고 체력이 허약(氣虛)하여 일반 感氣藥 처방으로 發汗시키면 도리어 악화하거나 가슴이 마친다고 하는 사람에 대해 氣虛 裏濕痰을 理氣和胃하고 風寒咳嗽는 化痰止咳 益氣解表하는 方이다. 消化吸收促進, 全身機能增强 등 益氣解表 효과가 좋아서 老人이나 小兒, 妊娠婦에게도 안심하고 쓰기 좋은 감기약으로 체력이 弱한 사람의 病과 싸워 나갈 抵抗力이 부족한 것(氣虛)을 補해 주면서 表證을 없애주는 方이다.

鑑 別

• 香蘇散의 症보다 일반증상이 강하고 頭痛 發熱 기침 등 外에 心下部 痞滿의 狀이 있어 嘔吐의 氣味가 있는 것에 쓴다.
香蘇散보다 胃腸이 더욱 弱하고 오래 끄는 感氣에 좋다.

〔人蔘敗毒散〕

氣虛한 者의 風寒濕表證에 대한 解表劑.
惡寒發熱, 自汗, 身痛.

應　用

- 胃腸허약 體質者의 感氣, 기침.
  胃가 弱한 사람으로 葛根湯이나 桂枝湯 복용시 가슴이 마친다는 사람.
- 콧물, 기침, 가래에는 小靑龍湯을 合方한다.
- 가래가 많으면 二陳湯을 合方한다.
- 氣血이 모두 虛하거나 産後虛損되어 咳嗽 吐血 感氣에는 四物湯을 合方한다.
- 심한 기침과 찐득한 가래에는 炙甘草湯을 合方한다.

43 三黃瀉心湯

삼황사심탕

處　方

大黃(6.0), 黃連(6.0), 黃芩(6.0)

證

1. 顔面紅潮
2. 精神不安
3. 氣上衝(逆上感, 頭重, 耳鳴, 不眠, 眩暈)
4. 便秘

典　據

金匱曰, 心氣不定, 吐血, 鼻血, 瀉心湯主之.
婦人吐涎沫, 醫反下之, 心下卽痞, 當先治其吐涎沫, 小靑龍湯主之, 涎沫止, 乃治痞瀉心湯主之.

處方解說

本方은 實熱을 瀉하는 기본처방으로 心胸部의 血熱(少陽位)을 가라앉혀 주는 方이다. 頭部에 充血이 있어 逆上感을 일으키나 下半身에는 이상이 없고 때로는 足冷 등의 기능감퇴를 나타내는 것을 목표로 한다. 瀉心이란 心(內位)에 있는 氣의 鬱滯를 瀉한다는 의미로 이를 瀉함으로써 頭部充血도 내리고 下冷도 따뜻해진다. 黃連과 黃金이 組合하여 心胸部의 炎症과 充血을 疏散시키고 心下部의 痞塞感을 열어 주어 鎭靜的으로 작용한다.

本方적응 體質者는 實證者로서 氣上衝, 즉 心熱의 上衝으로 因해 頭部에 逆上症을 나타내어 顔面充血, 욱신욱신하는 頭痛, 高血壓, 기분 나쁘게 熱이 나면서 등이 타는듯한 느낌, 精神不安(易怒, 興奮性, 심하면 狂躁) 등을 나타낸다. 胸部에 充滿感과 壓迫感이 있으며 자각적인 心下痞가 있고 便秘氣가 있으며 手足은 溫하다. 下半身에는 異狀이 없고 때로는

足冷 등의 기능감퇴를 나타내기도 한다.

出血이 오래 가서 貧血이 현저한 者, 脈微弱者에는 사용을 禁한다.

- 本方은 흥분을 鎭靜시키고 充血을 제거하며 炎症을 解消하고 出血을 고치는 효과가 있으므로, 上氣 興奮 不眠 不安 등의 경향이 있어서 변비하는 것에 좋다.
- 三黃瀉心湯은 化濕(乾燥化)하는 성질이 있으므로 장기간 사용시는 四物湯을 合方하는 것이 좋으며, 몸이 너무 수척하고 건조성이 심한 者는 주의해야 한다.
  체력이 弱하더라도 合方으로 보충하면 지장은 없다.
- 목표점 가운데는 기분이 나쁜 症勢와 등이 타는 듯한 느낌과 변비가 있는 것이다.
  간혹 梔子를 加하여 쓰기도 한다.
- 本方證의 出血은 鮮赤色이며 瘀血에 의한 暗紫色이 아닌 것이 특징이다.

鑑 別

- 大柴胡湯과 비슷하나 胸脇苦滿이 없고 心下部(胃部)의 痞도 눌러보면 그다지 단단하지 않다. 또 水毒증상도 없다.

〔黃連解毒湯〕

三焦의 實熱, 舌乾燥, 精神不安, 변비는 없다.

應 用

- 心火와 胃火가 旺盛하여 迫血妄行함으로써 吐血, 衄血 또는 熱毒이 旺盛한 癰瘡 등을 치료한다.
  眼低出血, 잇몸出血, 衄血, 其他 實證者의 出血에 흔히 쓰인다.
- 實證者로서 胃痛과 胃出血이 오래도록 멈추지 않는 者.
  甘草를 加한다.
- 頭痛.
  욱신욱신하는 두통. 心熱의 上衝에 의한 頭痛에 응용한다.
- 腦卒中. 止血작용 以外에 消炎・鎭靜효과가 있어서 發作 直後에 쓴다.
  腦出血時 桂枝茯笭丸과의 合方 적용도 검토한다.
- 高血壓 환자의 眼低出血에 활용한다.
- 急慢性 結膜炎. 炎症 充血이 심한 경우 응용한다.
- 白內障. 實證者로 上衝頭痛, 顔面充血된 사람에게 좋다.
- 肺結核. 喀血時에 써서 止血의 효과를 잘 발휘하고 精神不安을 없앤다.
- 히스테리, 精神分裂症, 躁鬱症.
  血色이 좋으며 변비하는 경향이 있고, 기분이 여러 가지로 변하며, 안정을 얻지 못하는 사람에게 쓴다.
  感情의 動搖가 심한 實證者에게 쓰인다.
- 月經過多症. 上衝이 심하고, 出血이 심한데도 不拘하고 貧血의 징후가 없으며, 불안 顔面充血하는 경우에 응용한다.
- 火傷. 上氣가 되고 불안하며, 기분이 躁急하고 輕度의 發熱이 있는 환자에게 本方을 頓服시킨다.
- 변비 경향이 있는 口內炎. 甘草를 加한다.
- 出血이 심하여 貧血이 있을 때는 四物湯을 合方한다.
- 肝火頭痛에는 小柴胡湯을 合方한다.
- 氣虛가 심하면 補中益氣湯을 合方한다.
- 血虛가 심하면 四物湯, 六味地黃湯 또는 麥門冬湯을 合方한다.

44 雙和湯

쌍화탕

處 方

當歸(4.0), 川芎(3.0), 芍藥(8.0), 熟地黃(4.0), 黃芪(6.0), 甘草(3.0), 肉桂(3.0), 生薑(3片), 大棗(2枚)

證

1. 疲勞倦怠
2. 老人 虛弱者 感氣

典 據

雙和湯 治心力俱勞 氣血皆傷 或房室後 勞役, 或勞役後犯房乃 大病後虛勞 氣乏自汗等證.

處方解說

本方은 黃芪建中湯에 四物湯을 合方한 虛證에 쓰는 補藥으로 大病後 虛勞倦怠, 過勞나 房事後 虛勞時 氣血雙補하여 陰陽을 調和하는 처방이다. 自汗이 있고 피로감을 잘 느끼며 感氣에 잘 걸리는 것을 목표로 널리 사용되는데 補氣生血하여 陰陽氣血을 雙和하는 補血益氣方이다.

鑑 別

〔補中益氣湯〕

虛證의 피로감을 補益하는 점은 동일하나, 脾胃허약한 者로 冷性, 筋無力, 아토니 體質者에 응용한다.

應 用

- 虛證에 쓰는 補藥이다.
  虛勞倦怠(勞役後, 房事後)
  무리한 일을 해서 피로가 쌓인 者 및 과도한 성관계 후의 피로회복에 사용한다. 성관계시 勃起는 안 되고 진득진득한 땀만 난다면 本方을 쓴다.
- 自汗 있고 피로감을 잘 느끼며 感氣에 잘 걸리는 것을 목표로 사용한다. 老人 허약자感氣.
- 結核환자
- 人蔘敗毒散을 合方하면 雙敗湯이 되며 피로가 심하며 感氣가 兼하여 發熱할 때 쓴다.
- 몸이 피로하고 쑤시며 어깨가 결릴 때는 葛根湯을 合方한다(雙葛湯). 葛根湯을 쓰기에는 환자가 虛하다고 생각될 때 많이 合方한다.
- 毛髮脫落 防止를 위해 六味地黃湯과 合方하여 長服한다.
- 實證환자의 피로회복에 六味地黃湯을 合方한다.

45 小建中湯

소건중탕

處　方

桂枝(6.0), 芍藥(12.0), 甘草(6.0), 生薑(6.0), 膠飴(40.0)

證

1. 腹壁이 얇고 腹直筋 緊張
2. 虛弱體質, 야윈 型
3. 小便回數 많거나 量 많다.
4. 腹痛, 動悸, 自汗, 疲勞, 衄血, 추위를 잘 탄다.

典　據

• 傷寒論曰, 傷寒, 陽脈澁 陰脈弦 法當腹中急痛, 先與小建中湯, 不差者, 小柴胡湯主之.
• 金匱曰, 虛勞, 裏急, 悸, 衄, 夢失精, 四肢痠疼, 手足煩熱, 咽乾口燥, 小建中湯主之.
　婦人腹中痛, 小建中湯主之.
　男子黃, 小便自利, 當與虛勞 小建中湯.
• 方藥合編曰, 主治, 虛勞, 裏急, 或腹痛, 或悸, 或眩, 或下痢, 或便秘, 或咽喉乾

〔黃芪建中湯〕

方極曰, 治小建中湯證而 盜汗 或自汗者.

〔當歸建中湯〕

金匱曰, 治婦人產後, 虛羸不足, 腹中刺痛不止, 吸吸少氣, 或苦小腹中急攣 痛引腰背, 不能食飮, 產後一月, 日得服四五劑爲善, 令人强壯.

處方解說

本方은 허약 體質者의 貧血性 피로에 대한 滋養强壯劑이다. 체질적으로 脾胃, 즉 消化器가 虛冷하여 氣血이 부족한 虛勞者의 裏寒冷을 溫中散寒·緩急止痛하는 中焦虛勞 滋養 溫

補하는 方이다.

本方적응 體質者는 여위고 허약하며 貧血性 피로를 나타낸다. 식욕이 不振하며 體液缺乏으로 입안이 마르기도 한다. 腹壁이 얇고 긴장되어 있으며, 腹直筋 拘攣으로 虛腹滿을 나타내며 평소 筋肉緊張 경향을 나타낸다.

消化器가 허약하고 피로한 상태이나 水毒증상은 별로 없다. 冷이나 피로, 精神的 원인 등에 의해 발작적으로 痙攣性 腹痛을 유발하는데 공복시에 아픈 경우가 많으며 배를 주무르는 것을 좋아한다. 手足은 冷하며 간혹 手掌足心煩熱을 나타내며 추위를 잘 탄다.

膀胱 平滑筋이 긴장되어 小便을 자주 보고 小便量이 적다. 結腸이 긴장되어 大便이 시원치 않거나 찔끔찔끔 나오기도 하며, 腸筋肉이 無力하여 下痢하기도 하고 변비하기도 하는데, 大黃劑를 복용하면 腹痛을 유발한다.

- 小建中湯은 腹腔內 臟器에 국한되어 있던 桂枝加芍藥湯의 病變이 全身的 虛의 상태(氣血이 모두 虛)로 진행한 상태이다.
- 허약한 老人이나 乳幼兒로서 腹痛이 있고 변비하며 大黃劑로 腹痛 誘發者. 특히 허약한 小兒의 변비에 아주 좋다.
  結腸이 긴장된 편으로 大便이 시원하게 나오지 않는 경향이 있거나 찔끔찔끔하게 된다고 하였다.
- 체질적으로 허약한 사람은 대개 消化器 기능이 약하고 피로와 권태를 잘 느낀다.
  그리고 밤에는 식은땀이 흐르거나 심하면 遺精을 일으킨다.(∵氣가 虛하기 때문)
- 배가 冷하면 대개 虛熱이 上部로 치올라 건조증을 일으키게 된다.
  따라서 목이 마르고 口舌이 마르며, 가슴은 虛熱로 인해 煩熱感을 느끼고 심장이 두근거리고 호흡이 가빠질 것이다.
  虛熱이 지나치면 코피가 나오기도 한다.
  때로는 손발이 화끈거리는 증상도 나타난다.
  이러한 상태를 虛火上逆이라고 한다.
- 小建中湯도 桂枝加芍藥湯의 경우와 마찬가지로 腹痛, 腹滿, 泄瀉 등 腹部疾患의 치료제로 사용되는데 가장 중요한 증후는 腹痛이다.(虛證의 腹痛)
- 腹部 전체가 연약무력하고 腹內 到處에 凝結이 있는 證에 사용하면 효험을 본다.
- 本方은 嘔吐나 急性의 炎症이 있는 경우에는 사용할 수 없다.

應　用

- 허약 體質者의 체질개선약으로 구루병, 夜尿症, 夜驚症 등에 사용한다.
- 腹直筋 拘攣을 목표로 小兒 허약증에 응용한다.
- 허약자 및 어린이의 感氣
  桂枝湯보다 本方 사용이 좋은 경우가 많다.
- 허약한 小兒의 체질개선 목적으로 장기간 투약한다.
- 脾虛 또는 氣血이 虛한 사람의 腹痛에 응용한다.
  가끔 배가 아프고 따뜻하게 하거나 눌러주면 좀 낫는 등의 경우에 좋다.
- 윗배가 차고 아픈 경우, 즉 心下冷症이 있으면 人蔘湯을 合方한다.
- 허약한 成人의 體重增加 목적으로 활용한다.
- 虛熱로 인한 코피.
  피로할 때나 아침에 세수할 때 흘러나오는 경우에 활용한다.
- 夜啼症. 腹痛 때문에 밤에 운다고 생각되는 경우에 활용한다.
- 허약 體質者의 식욕증진 목적으로 활용한다.
  柴胡桂枝乾薑湯과의 合方도 검토한다.
- 腹直筋 拘攣이 있으면서 裏에 虛寒性 腹痛이 있는 者는 大建中湯을 合方한다.(中建中湯)
- 小兒 常習頭痛, 常習性 頭痛
  虛腹滿을 목표로 투약 가능하다.
- 아주 허약한 體質者의 痔疾
  痔疾을 虛腹滿의 變形으로 보고 활용한다.
- 減酸症으로 胃痛이 있는 者.
- 弛緩性변비. 허약한 老人이나 乳幼兒로서 腹痛이 있고 변비하며 大黃劑로 腹痛 誘發者에 응용한다.
  특히 허약한 小兒의 변비에 우수한 효과를 나타낸다.
  結腸이 긴장한 편으로 大便이 시원하게 나오지 않거나 찔끔찔끔 나오는 경향이 있다.
- 膀胱의 平滑筋 긴장으로 頻尿가 일어나고 尿量이 적어지는 경우.
- 生理痛에 대한 小建中湯, 大建中湯, 當歸建中湯의 적용.
  疼痛이 발작적으로 猛烈하게 일어나고, 表在性으로 腹筋의 긴장이 있으며 허약체질, 일반적으로 發育不全 傾向者에는 小建中湯을 사용하는 일이 있다.
  더구나 冷하고, 腹部가 연약하여 심하게 아픈 경우에는 大建中湯이 효과적인 경우가 있다.

〔**當歸建中湯**〕

- 月經不順, 月經困難, 月經痛, 腰痛, 腹痛, 변비 등에 응용한다.
- 脫肛. 脫肛으로 심하게 아픈 경우 잘 듣는다.
- 腹滿時痛. 小建中湯證으로 血虛의 상태가 더욱 심한 者를 목표.
  小建中湯證과 같으나 腹痛, 숨참 또는 下腹部에서 腰背에 걸쳐 당기는 듯한 疼痛이 있음.
  胃內停水症이 없고 신경증상도 없다.
- 통증이 심한 痔疾.

〔**黃芪建中湯**〕

- 金匱曰, "虛勞, 裏急, 諸不足은 黃芪建中湯이 主한다."
- 일반적으로 皮膚의 肉芽形成 촉진 목적으로 응용한다.
- 化膿性 關節炎. 疼痛이 심하고 오래 끌며 쇠약자.
- 胃・十二指腸潰瘍性 氣虛衰弱.
- 潰瘍, 腫氣에의 응용.
  下腿潰瘍. 腫氣가 터진 後에 묽은 分泌物이 흐르고 새살이 돋지 않을 때(+當歸) 사용.
- 항상 피로를 호소하고 단것을 즐겨하며 盜汗이나 自汗時.
- ＋八味地黃丸

〔**歸芪建中湯**〕

- 痔漏. 병이 오래 끌어 慢性으로 경과하고 묽은 고름이 멈추지 않으며, 貧血하고, 전신쇠약의 징후가 있는 경우 사용.
  潰瘍, 痔漏 등에서 肉芽形成을 촉진한다.

46 疏經活血湯

소경활혈탕

處　方

當歸(4.0), 芍藥(6.0), 川芎(4.0), 熟地黃(4.0), 桃仁(4.0), 茯苓(3.0), 蒼朮(4.0), 陳皮(4.0), 羌活(4.0), 白芷(4.0), 龍膽(4.0), 防風(4.0), 防己(4.0), 牛膝(4.0), 威靈仙(4.0), 甘草(2.0), 生薑(3.0)

證

1. 風濕痺症(四肢關節麻痺痛, 流走性 疼痛, 關節運動障害, 輕한 浮腫)
2. 虛證 瘀血症(皮膚無潤麻痺感, 筋肉牽引痛, 脈細)

處方解說

本方은 虛證性 瘀血과 風寒과 水毒을 兼한 虛血性 風濕痺에 대해 瘀血을 疏通하고 風寒濕을 驅逐하여 疏經活血行濕하는 처방이다. 체력이 衰하고 筋肉과 關節, 神經에 疼痛을 發하며 疼痛이 온몸속을 돌아다니고 특히 腰以下에 發한 疼痛으로 야간에 통증이 심한 경우가 목표가 된다.

本方적응 體質者는 顔色이나 입술色이 검은 暗紫色을 띠는 경우가 많고 皮膚는 潤澤氣가 없다. 虛血性 風濕痺로 四肢關節 麻痺痛, 流走性 疼痛, 關節運動障碍, 浮腫 등을 나타내며 통증이 심하다.

- 瘀血과 水毒이 있고, 거기에 風寒이 加해지고, 筋肉 關節 腰部 등에 疼痛을 나타내며, 특히 허리 以下에 나타난 통증을 목표로 사용한다.
- 本方은 經을 疏開하여, 經을 通利하며, 血에 活力을 준다는 方名으로, 筋絡中의 滯血을 돌게 하고, 風濕을 몰아낸다는 뜻이다.

應 用

- 腰痛, 坐骨神經痛, 筋肉류머티즘, 關節류머티즘, 痛風, 脚氣, 下肢痲痺, 半身不隨 등에 응용한다.
- 瘀血이 심할 때는 桂枝茯笭丸과 合方해서 많이 쓴다.
- 寒症이 심할 때는 當歸四逆加吳茱萸生薑湯과 合方하여 응용한다.
- 膝關節炎에 대한 처방例 :
  疏經活血湯＋當歸四逆加吳茱萸生薑湯＋八味地黃丸

47 小承氣湯

소승기탕

處　方

大黃(12.0), 厚朴(6.0), 枳實(12.0)

證

1. 腹滿
2. 大便硬

典　據

方極曰, 治腹滿而, 大便鞭者.
燥屎形成前 腸氣不和性 腹滿大便硬.

處方解說

本方은 熱病이나 大汗出로 津液이 流出되어 便이 건조하고 굳어진 것을 목표로 하는데 實證인 體質者에 응용하는 처방이다. 硬燥大便을 枳實, 厚朴의 蠕動强化와 大黃의 强한 瀉下작용으로 배설하는데, 大承氣湯과 비슷하지만 일반증상이 輕度일 때 사용한다.

脈弱者에는 禁忌이며 腹滿이라도 腹水, 腹膜炎인 경우에는 사용이 불가하다.

- 本方은 實證의 환자에게 사용하는 처방으로, 튼튼한 체질로 臍를 中心으로 하여 배가 전반적으로 膨滿하여 탄력이 있고 脈에도 힘이 있으며, 변비하는 사람에게 사용한다.
- 承氣는 順氣의 意로 氣의 循環을 잘되게 하는 것이며, 이로써 腹滿변비를 고치는 것이다.

厚朴, 枳實은 腹部의 堅滿을 고치고, 大黃은 消炎・瀉下의 效가 있다.

鑑　別

〔麻子仁丸〕

허약 體質者, 皮膚枯凋.

發汗 또는 尿量 過多로 腸粘液 分泌부족에서 오는 腸燥변비, 토끼똥 모양, 乾燥性 굳은 便.

〔桂枝加芍藥大黃湯〕

腹直筋 긴장, 腹壁의 탄력이 없는 虛腹滿, 裏急後重.

應　用

- 急性熱病, 常習변비, 頭痛, 神經症, 小兒吐乳변비 등에 頓服으로 사용한다.
- 吃逆(딸꾹질)

  변비가 있고 吃逆을 고치는 처방이다.

  本方을 쓰는 목표는 腹滿과 변비로서 脈에도 힘이 있는 경우이다.
- 泄瀉를 하며 헛소리를 하는 경우에는 燥屎가 있다. 本方이 좋다.

48 小柴胡湯

소시호탕

處　方

柴胡(12.0), 黃芩(6.0), 半夏(12.0), 人蔘(6.0), 甘草(6.0), 生薑(6.0), 大棗(6.0)

證

1. 胸脇苦滿
2. 食慾不振, 口苦, 咽乾
3. 往來寒熱, 嘔而發熱

典　據

- 傷寒論曰, 傷寒五六日中風 往來寒熱 胸脇苦滿 嘿嘿不欲飮食 心煩喜嘔 或 胸中煩而不嘔 或渴 或腹中痛 或脇下痞硬 或心下悸 小便不利, 或不渴, 身有微熱, 或咳者, 小柴胡湯主之.
- 金匱曰, 嘔發熱者, 小柴胡湯主之.
- 方極曰, 主治 少陽病 半表半裏 胸脇苦滿 或寒熱往來 或微熱 或無熱 或食慾不振 舌白苔 嘔吐 或咳痰 或便秘 或下痢 或淋巴腺腫脹 或腹痛 或頭汗 或四肢苦煩熱 或神經質 或黃疸等 者.

處方解說

本方은 和解劑의 代表처방으로 肝脾不和를 調和하고 半表裏의 熱을 和解한다. 淸熱(解熱, 消炎), 疏肝解鬱로 向精神 神經安靜劑, 心身症에 많이 응용되며 神經性 胃腸疾患에 자주 활용된다.

本方적응 體質者는 虛實 中間型으로 體格은 다소 筋肉質이고 튼튼해 보이나 肥滿型은 아니다. 發熱과 惡寒이 단독으로 교대로 출현하며 식욕이 不振하고 입안이 쓰고 마르며 혀에는 白苔가 낀다. 가슴이나 胸脇이 괴롭고 답답하며 혹은 壓迫感을 느끼며 胃部가 단단하다. 腹壁은 弱하지 않은 체질이다.

- 小柴胡湯이 적합한 체질을 목표로 해서 사용된다.
  一名 小柴胡湯 體質者로서 大體로 筋骨質이며, 結核에 걸리기 쉬운 경향이 있는 사람이다. 脈은 힘이 있고, 腹部도 상당히 긴장하며, 胸脇苦滿이 수반되고, 上腹角은 일반적으로 좁은 사람이다.
  本方이 적합한 體質者에는 自然治癒 능력이 高度로 발휘되어 萬病通治藥과도 같이 응용된다.
- 脈이 微弱하고 腹力이 없는 경우에는 本方을 사용하지 않는 것이 좋다. 本方이 적당하지 않은 경우는 복용후 全身倦怠하고 不快感, 체온상승, 식욕부진 등을 초래한다.
- 胸熱病의 대표적인 藥方이며, 柴胡劑의 기본적 方劑이기도 하다.
  熱이 있는 사람에게 本方을 쓸 때는 少陽病의 熱型인 往來寒熱, 또는 身熱이 있고, 胸脇苦滿이 있는 것을 목표로 한다. 그 外에 口苦, 舌白苔, 咽喉건조, 식욕부진, 心煩, 惡心, 嘔吐 등을 호소하는 일도 있다.
  熱이 없는 일반잡병에 쓸 때는 胸脇苦滿을 목표로 한다.

鑑　別

- 太陽病 때는 發熱과 동시에 惡寒이 있는 데 反해, 柴胡證에서는 각각 단독으로 교대로 출현하는 것이 특징이다.
  즉 發熱時 惡寒 없고 惡寒時 發熱 없다.

〔大柴胡湯〕

壯健體格, 心下急, 舌乾黃苔, 변비, 腹壁이 두껍고 胃部 단단.

〔柴胡桂枝湯〕

心下支結, 腹直筋拘攣, 微嘔, 支節煩疼, 發熱微惡寒.

應　用

- 感氣, 咽喉炎, 耳下腺炎, 其他 急性 熱性病, 肺炎, 氣管支炎, 胸膜炎, 肺結核, 胃炎 등에 응용한다.
- 桂枝茯笭丸, 當歸芍藥散 등 驅瘀血劑와 合方해서 많이 사용한다.
- 煩燥, 불안초조가 심하면 三黃瀉心湯이나 黃連解毒湯과 合方한다.
- 胃·十二指腸炎에는 小建中湯(또는 +桂枝加芍藥湯)을 合方한다.
  安中散과 合方하여 長期 복용한다.
- 感氣가 初期에 낫지 않고 微熱이 계속되고 입이 쓰며 식욕이 없고 기침이 날 때 쓰면 좋다.
- 가슴이나 胸腹이 괴롭고 답답하며 혹은 壓迫感이 있고 微熱이 걷히지 않으며 舌白苔가 있고 식욕부진한 者.
- 流行性 肝炎, 血淸肝炎, 藥品肝炎, 潛在性 肝障害 등 어떠한 肝炎에도 좋다.
  특히 流行性 肝炎으로 熱이 있고 식욕부진, 吐氣, 피로, 倦怠 등이 있을 때 著效를 본다.
- 腎炎, 네프로제 등으로 浮腫, 小便不利가 있으면 五苓散을 合方한다.(柴苓湯)
- 肝硬變에는 五苓散을 合方한다.(柴苓湯)
  肝硬變으로 배가 부른 感이 있고 腹水가 있으며, 肝臟部에 抵抗이 있고 입이 마른 때에 잘 듣는다.
- 신경성 기침, 感氣後 오래 끄는 기침, 氣管支炎, 喘息의 發作예방에는 半夏厚朴湯을 合方한다(柴朴湯).
  알레르기性 氣管支喘息 환자의 체질개선을 위해서 많이 활용된다.
- 小兒에 本方證이 많다.
  頸部結核性淋巴腺腫, 扁桃腺腫에 응용하면 좋을 때가 많다.
  밤에 엎어져서 자는 아이들은 대개 本方證이라고 한다.(矢數)
- 黃疸에는 茵蔯蒿湯을 合方한다.
- 排便量이 적을 때는 黃連解毒湯을 合方한다.
- 表寒이 있어서 惡寒, 發熱, 身體痛이 심할 때에는 桂枝湯이나 葛根湯을 合方한다.
- 咽痛, 口渴과 高熱(炎症)이 있으면 桔梗, 石膏를 加한다(葛根湯加桔梗石膏)
- 肋膜炎 등 염증과 통증이 있으면 小陷胸湯을 合方한다.(柴陷湯)
- 腎炎, 네프로제 등으로 血尿, 排尿痛 등 배뇨이상이 있으면 猪苓湯을 合方한다.
- 發汗으로 인한 血尿時에는 四物湯이나 芎歸膠艾湯을 合方한다.
- 感氣를 오래 앓아 難聽이 되었다 하는 데는 香蘇散을 合方한다.
- 産褥熱, 腎盂炎, 熱病後 微熱에는 四物湯을 合方한다.(柴胡四物湯)
- 惡心, 嘔吐, 腹部 膨滿感, 舌白苔, 口粘 등 急慢性 胃炎증상이 있으면 平胃散 合方이 적합하다.(柴平湯)

二陳湯을 合方한다.(柴陳湯)

膽性 往來寒熱 또는 膽熱로 인한 胸痺를 다스린다.

- 胃・十二指腸潰瘍의 경우 신경성 출혈이 있으면 四物湯이나 黃連解毒湯을 合方하며, 痙攣性 腹痛이 있으면 芍藥甘草湯을 合方하고, 冷症이 심하면 大建中湯을 合方한다.
- 乳幼兒는 변비를 일으키는 일이 드물지만, 만약 변비를 일으키면 胸脇苦滿의 有無에 관계없이 本方을 쓰는 것이 좋다.

  이로써 자연히 便通이 될 뿐만 아니라 食事도 진행되고 血色도 좋아지며 元氣가 생긴다.
- 입 주위가 건조하고 빨갛게 되어 이 부분을 혀로 돌려가며 핥는 아이들에게도 小柴胡湯證이 나온다.

  이 때는 葛根湯證이 많다고 한다.

  小柴胡湯과 葛根湯을 合方한다.

49 小青龍湯

소청룡탕

處　方

麻黃(4.0), 桂枝(4.0), 芍藥(4.0), 甘草(4.0), 乾薑(4.0), 細辛(4.0), 五味子(4.0), 半夏(10.0)

證

1. 表寒證(惡寒, 發熱, 頭痛, 身體痛)
2. 裏寒痰證(묽은 콧물, 재채기, 눈물, 묽은 가래, 기침)

典　據

- 傷寒論曰, 傷寒 表不解 心下有水氣 乾嘔, 發熱而咳 或渴, 或利, 或噎, 或小便不利, 小腹滿, 或喘者 小青龍湯主之.
- 金匱曰, 病溢飮者 當發其汗, 小青龍湯主之.
  咳逆倚息 不得臥 小青龍湯主之.
  婦人吐涎沫 醫反下之, 心下卽痞 當先治其吐涎沫 小青龍湯主之.

處方解說

本方은 麻黃湯의 變方으로 전체적으로 따뜻한 藥으로 表寒證 및 裏寒痰證을 溫肺化痰하는 처방이다. 表惡寒症이면서 裏寒이 있으며 心下에 水氣가 있음을 동시에 해결한다. 心下部에 水飮이 있는 者가 外邪의 侵入으로 인해 表證을 發하고 이 水飮이 動搖하여 각종 증후를 일으킨 者의 表邪와 心下水毒을 溫肺化痰한다.

本方 적응자는 惡寒 發熱 頭痛 身體痛 등 表寒證과 묽은 콧물 재채기 묽은 가래 등 裏寒痰證을 나타내는데 식욕은 있으며 胃腸도 튼튼하다.

- 마르고 貧血이 있고 腹部연약하여 식욕이 없고 手足이 冷하며 脈이 微弱한 사람에게는 사용하지 않는 편이 좋다.
- 매우 진한 痰이나 膿性의 痰에는 해당되지 않는다.
- 婦人이 稀薄한 맑은 痰(침)을 吐하는데 도리어 이를 下하면 心下 곧 痞한다. 마땅히 먼저 그 涎沫을 吐함을 그칠 것이다.

  小青龍湯이 主治한다.
- 水分의 정체를 초래할만한 일종의 素因을 가지고 있어서, 그것이 感氣 등에 의해 유발되어 鼻炎 或은 喘咳가 되고, 或은 浮腫이 되며, 或은 胸膜炎 肺炎 關節炎 등으로 된 환자를 고치는 것이다.

  또한 急性인 浮腫에 사용되는데, 心下部 痞塞感이나 喘咳가 수반되는 경우에 특히 적당하다.

鑑　別

- 알레르기性 鼻炎이지만 粘膜이 浮腫狀이 되어 鼻閉했을 때는 麻黃湯을 쓴다.

〔麻黃附子細辛湯〕

허약하고 無氣力한 者의 콧물, 코막힘, 기침, 咽喉痛.

本方을 陰證으로 한 性格의 처방이다.

應 用

- 肥厚性 鼻炎, 알레르기性 鼻炎, 氣管支喘息, 濕性 胸膜炎, 結膜炎, 肺炎, 急性 浮腫, 濕疹, 關節炎 등에 응용한다.
- 갑자기 全身이 붓고 小便量이 줄어드는 風水에 表證 수반시.
- 알레르기性 皮膚炎으로 喘息을 兼한 경우
  皮膚病(두드러기, 濕疹)을 併發하는 喘息. 물과 같은 分泌物이 많은 경우이다.
- 喘息 경우 發作 前驅症狀으로서 콧물이 나고 거품같은 가래가 나오고, 排尿가 있은 後에 기침이 나며 呼吸이 困難해지는 경우에 的中한다.
- 氣管支喘息 환자의 체질개선을 위해서는 체질에 따라 大柴胡湯, 小柴胡湯과 合方해서 장기복용한다.
- 알레르기性 鼻炎으로 재채기를 連發하고 手足冷이 있을 때는 本方에 附子를 加하거나 麻黃附子細辛湯을 合方한다.
  알레르기性 鼻炎의 체질개선을 위해 八味地黃丸과 合方하여 장기복용한다.
- 알레르기性 結膜炎. 눈주위 瘙痒症에 응용한다.
- 本方에는 麻黃이 含有되어 있으므로 連服하면 식욕이 떨어지는 일이 있다. 이 때는 半夏厚朴湯을 各半씩 合方하면 좋다.
- 식욕부진한 자는 小柴胡湯을 合方한다.
- 浮腫, 腎炎, 네프로제일 때 本方에 石膏를 加한다.
  일반적으로 병상이 심하고, 煩燥를 나타내는 경우에는 石膏를 加해서 사용한다.
  麻黃, 石膏, 甘草는 越婢湯이 되나 利水작용은 越婢湯보다 良好하다.
- 熱과 咽痛이나 化膿者. 桔梗, 石膏를 加한다.
- 喘에는 杏仁을 加한다.
- 小靑龍湯合麻杏甘石湯
  鼻汁은 많고 재채기를 하되 粘膜이 腫脹 浮腫狀이 되어 鼻汁粘稠할 때는 石膏나 麻杏甘石湯을 合方한다.
  喘息發作 初期로 呼吸困難 口渴 汗出 起坐呼吸할 때도 合方한다. 즉 기침, 喘鳴, 息切 등이 小靑龍湯보다 심하고 汗出・口渴이 있을 때 사용한다.
  喀痰이 많아도 痰이 黃綠色을 띠고 있거나 熱이 많을 때도 合方한다.
- 多量의 맑은 痰, 咳嗽에는 二陳湯을 合方한다.

50 續命湯

속명탕

處　方

杏仁(4.0), 麻黃 桂枝 人蔘 當歸(각3.0), 川芎 乾薑 甘草(각2.0), 石膏(6.0)

處方解說

本方은 治風劑로 분류되며 腦溢血, 腦軟化症 등으로 半身不隨나 言語障碍 등 비교적 中風 初期에 쓰도록 구성된 처방이다.

本方은 大青龍湯의 生薑 대신에 乾薑을 쓰고, 大棗 대신에 當歸, 人蔘, 川芎과 같은 强壯・補血・滋潤의 효과가 있는 藥物을 加한 것이다.

따라서 그 응용은 大青龍湯에 準하지만 血虛의 證이 있는 경우에 쓴다. 즉 表證이 있고, 裏에 熱이 있으며, 血液이 滋潤을 잃어 枯凋의 상태에 있는 경우에 사용한다.

- 中風으로 人事不省, 半身不隨가 되고 口眼喎斜나 말을 못하며 신체가 땅기고 身體痛, 喘咳, 浮腫 등에 사용하며, 發作後 意識은 회복되었으나 發熱하여 半身不隨인 사람에게 사용한다.
- 목표

  신체가 痲痺되어 마음대로 몸을 가눌 수 없고, 言語障碍로 마음대로 말할 수 없을 때와 咳嗽와 喘咳가 있어서 逆上하여 頭痛이 있거나 顔面浮腫이 있는 것.

鑑　別

- 手足冷, 自汗, 惡風, 小便難, 尿色透明, 頭痛極甚 등 陰虛證의 半身不隨나 口眼喎斜에는 本方을 쓸 수 없고 桂枝加朮附湯을 써야 한다.

〔烏藥順氣散〕

風으로 막힌 氣를 疏通順氣. 有熱無汗.

應　用

- 中風, 半身不隨, 腦溢血, 腦出血, 高血壓, 顔面神經痲痺
  대개는 發病初期에 사용되며, 간혹 오래 경과된 경우에도 쓰인다.
- 宿醉, 연탄가스中毒
- 뒷목强直
- 喘息, 氣管支炎

51 柴陷湯

시함탕

處方

柴胡(5.0), 半夏(5.0), 黄芩(3.0), 大棗(3.0), 括樓仁(3.0), 生薑(1.5), 甘草(1.5), 黄連(1.5), 人蔘(2.0)

證

1. 胸痛을 수반하는 기침
2. 粘痰(黃色粘稠)
3. 胸脇苦滿

典據

傷寒論曰, 小結胸病, 正在心下, 按之則痛, 脈浮滑者, 小陷胸湯主之.

處方解說

本方은 小柴胡湯에 小陷胸湯을 合方한 처방으로 胸中의 熱邪와 胃部의 濕毒이 共存함을 목표로 한다. 小柴胡湯證에 準하며 기침이 심하고 胸痛이 있는 것에 사용하는데, 胸脇部의 充滿感·壓迫感과 기침이 나올 때나 呼吸을 깊이 할 때 가슴이 아프고 痰이 잘 안 떨어짐을 특징으로 한다.

〔小陷胸湯의 목표〕

熱과 水飲이 心胸部에 痞塞하고 있는 것으로서 心下部가 단단하고 壓痛이 있으며 胸中이 괴롭고 呼吸困難, 咳嗽時 胸痛, 脈浮滑을 목표로 한다.

應　　用

- 乾性 肋膜炎의 名藥이다.
- 肋間神經痛
- 肺炎, 氣管支炎, 胸痛을 수반하는 기침.

  小柴胡湯의 證으로서 기침이 심하고, 痰이 끊기 어렵고, 胸痛이 있으며 胸部의 壓迫感이 强한 것에 쓰인다.

  炎症배출을 목적으로 排膿散及湯을 合方하기도 한다.

52 柴胡加龍骨牡蠣湯

시호가용골모려탕

處 方

柴胡(8.0), 黃芩(4.0), 大黃(2.0~4.0), 半夏(8.0), 生薑(4.0), 人蔘(4.0), 桂枝(4.0), 茯苓(4.0), 龍骨(4.0), 牡蠣(4.0), 大棗(4.0)

證

1. 胸滿煩驚(가슴이 답답하고 잘 놀람)
2. 精神不安
3. 臍上動悸
4. 身重, 痲痺感
5. 便秘

典 據

傷寒論曰, 傷寒八九日, 下之, 胸滿煩驚, 小便不利, 譫語, 一身盡重, 不可轉側者, 柴胡加龍骨牡蠣湯主之.

處方解說

本方은 肝氣鬱結을 疏肝解鬱하고 安神鎭驚(心火, 肝火를 淸解)하는 처방이다. 腦神經과 自律神經이 긴장된 것을 鎭靜조정하고 神經精神을 安靜한다. 胸脇少陽經에서 일어나는 증상에 잘 쓰이는데, 內外의 病邪를 잘 解消하여 上衝症을 내려주고 정체된 氣와 水分을 順通시키는 처방이다.

本方적응 體質者는 筋骨체질로 쇠약하지 않은 사람이다. 全身的으로 몸이 무거운 감(身重)이 있고 頭痛 頭重感 어깨결림 등을 호소하며 四肢痲痺感을 나타낸다. 外形的인 體型이 健壯한데 反해 性格이 小心하며 신경질적이고 깜짝깜짝 잘 놀라며 精神的으로 불안증이 있고 신경과민이며 불면증을 호소하는 경우가 많다. 狂症이나 癲癎發作 등을 나타내는 경우도 있다. 胸脇苦滿은 있으나 대단치는 않고 가슴이 답답하면서 心悸亢進을 나타내기도 한다. 腹壁이 弱하지 않은 者로 臍上動悸를 보인다. 大小便이 개운치 않아 변비와 小便不利를 나타낸다.

本方의 短點은 柔肝劑가 없다는 點이다.

- 가슴이 고통스럽고 자주 놀라며 가슴이 두근거린다. 小便이 잘 나오지 않고 몸이 무겁다.
  이같은 증상을 나타내는 경우의 心臟病, 高血壓, 노이로제 등 많은 경우에 응용된다.
- 손발이 축축해 있는 신경성 發汗이나 氣를 지나치게 사용하여 신경질적이 된 것이 비교적 좋은 목표가 된다.
- 本方證은 肝膽의 氣가 鬱滯한 데서 오는 病이지만, 여기에 腎氣의 動搖를 추가할 수 있다.

鑑 別

- 更年期 神經症으로 약간 實하다면 本方을 쓰고, 약간 虛하다면 加味逍遙散을 생각한다.
- 柴胡加龍骨牡蠣湯은 '煩驚'이고 大柴胡湯은 '怒'이다.
  大柴胡湯은 胸脇部 긴장이 현저하나 腹動, 身重, 小便不利는 없다. 本方은 大柴胡湯과 비슷한데 腦神經症狀이 강하고 心悸亢進, 呼吸促迫, 眩暈 등이 있는 경우에 쓴다.
  大柴胡湯證과 같이 튼튼한 사람이면서 外觀과는 달리 小心한 사람이 本方의 목표가 된다.
- 本方과 비슷하여 鑑別이 困難한 것으로 半夏厚朴湯, 抑肝散 등이 있다. 本方 投與로 효과가 없을 때는 이들 처방을 검토한다.
  本方證은 急迫症狀과 裏實證이 있으며 虛證이 아니다.
- 주로 太陰人에게 쓰인다.
  動悸가 있는 경우, 少陽人과 太陽人에게 本方을 쓰면 기의 효과가 없으며, 오히려 柴胡桂枝乾薑湯이 더 잘 듣는 것으로 알려져 있다.

應　用

- 心臟神經症, 高血壓, 動脈硬化, 神經衰弱症, 腦卒中, 眩暈, 精神分裂症, 驚風, 夜驚症, 自律神經失調症, 更年期障害, 血行不順症, 陰痿症 등에 응용한다.
- 更年期 神經症으로 약간 實證에 응용한다.
- 神經症을 兼한 高血壓에 매우 자주 쓰인다.
- 腦出血, 腦軟化症에서 오는 半身不隨에 사용하는 기회가 있다.
  烏藥順氣散과 合方한다.
- 어린애들이 밤에 울어댈 때도 약간 實하면 本方을 생각한다.
- 주로 太陰人에게 많이 활용한다.
- 長期的으로 사용시에는 四物湯, 六味地黃湯 또는 芍藥甘草湯 등을 合方한다.
- 失精, 精力減退 등에 응용한다.
  六味地黃湯이나 八味地黃丸을 合方한다.
- 頭痛, 頭重, 逆上感, 어깨결림, 憂鬱症, 狂症, 헛소리 등에 응용한다.
- 急性 熱病으로 發熱後 數日이 지나 아직도 熱이 있고 胸脇苦滿하고 소위 腦症을 일으켜 意識이 混濁하고 헛소리하고 돌아눕지도 못하고 小便이 감소하는 등의 증상이 나타나면서 煩驚症狀(가슴이 답답하고 잘 놀람)이 있을 때 활용 가능하다.
- 實證환자의 癲癎發作, 히스테리, 노이로제 등에는 甘麥大棗湯을 合方한다.
  甘麥大棗湯과 合方하여 투약할 경우가 많다.
- 實證, 煩驚者의 脫毛症에 응용한다.
  本方에 八味地黃丸(또는 六味地黃湯)과 雙和湯을 合方한다.

53 柴胡桂枝湯

시호계지탕

處方

柴胡(8.0), 黃芩(6.0), 半夏(8.0), 桂枝(4.0), 芍藥(4.0), 生薑(4.0), 甘草(2.0)

證

1. 心下支結, 右腹直筋拘攣
2. 食慾不振
3. 頭痛, 關節痛, 胸痛, 腹痛
4. 微熱, 微嘔

典據

- 傷寒論曰, 傷寒六七日, 發熱微惡寒, 支節煩疼, 微嘔, 心下支結, 外證未解者, 柴胡桂枝湯主之.
- 金匱曰, 心腹卒中痛, 柴胡桂枝湯主之.
  傷寒發汗多, 亡陽譫語者, 不可下, 與柴胡桂枝湯, 和其營衛, 以通津液後自愈.

處方解說

本方은 少陽太陽合病의 代表처방으로 病邪는 小柴胡湯편에 있는데 그 영향으로 桂枝湯의 증상을 아울러 나타내는 사람을 목표로 한다. 小柴胡湯證(少陽病)에 頭痛, 關節痛, 惡風, 身體疼痛 등의 表證(桂枝湯證)을 수반하는 것에 대해 營血衛氣를 調和시켜 津液을 流動시킨다. 즉 解表·補氣·健脾(營衛 調和)하면서 肝氣鬱結을 解消한다. 發熱性 疾患에는 桂枝湯(表熱)과 小柴胡湯(半表半裏熱)의 合方으로 볼 수 있으나, 發熱性 疾患 以外일 때는 芍藥 배합을 重視하여 四逆散(柴胡, 芍藥, 枳實, 甘草)의 加減方으로 생각해야 한다.

本方적응 體質者는 虛實中間 정도의 體格으로 自然發汗을 하는 경향이 있다. 頭痛, 微熱 및 목덜미가 뻣뻣하고 四肢 關節痛이 있고 식욕이 부진하고 嘔吐氣가 있다. 胸脇苦滿이 있으며 心下部가 마치는 感이 있고 心下支結, 즉 右側 肋骨 및 腹直筋이 닿는 부위가 딱딱하게 굳고 壓痛이 있는 경우가 많다.

- 小柴胡湯과 桂枝湯의 合方이므로, 小柴胡湯證이면서 表證을 兼한 것을 목표로 한다.
  小柴胡湯證, 즉 半表半裏에 熱이 있고, 그 때문에 口苦하고, 식욕부진, 胸脇苦滿, 惡心, 嘔吐, 心下支結 등의 증상과,
  桂枝湯證, 즉 頭痛, 發熱, 自汗, 惡寒 등의 表證이 있는 경우에 사용한다.
  일반 雜病에 응용할 때는 腹證에 注目하며, 胸脇苦滿에 腹直筋의 攣急을 兼한 것으로 腹痛이 있는 것에 사용한다.
- 太陽의 邪와 少陽의 邪를 兼한 것으로 表熱증상, 心下部의 긴장증상, 신경증상을 목표로 널리 응용된다.
- 너무 많은 땀을 흘렸기 때문에 陽氣가 죽고 헛소리하는 경우에는 泄瀉를 시켜서는 안된다. 柴胡桂枝湯을 주어 그 營衛를 調和롭게 하고 津液을 흐르게 하면 저절로 낫는다.

鑑　別

- 小柴胡湯과의 구별시 頭痛이 있으면 柴胡桂枝湯, 嘔吐感이 더 심하면 小柴胡湯을 생각하는 것이 좋다(西岡).

〔柴胡桂枝乾薑湯〕

허약체질, 胸脇滿微結, 動悸息切, 上熱裏寒症으로 가슴이 건조하고 下腹部가 冷.

〔大柴胡湯〕

壯健體格, 心下急, 熱邪가 半表半裏와 裏에 位置.

應　用

- 表熱症狀(太陽證)
  頭痛, 頭重, 發熱, 微惡寒, 關節痛, 脈浮를 목표로 感氣, 몸살, 頭痛, 關節痛, 肺炎 등에 응용한다.
- 心下部의 긴장상태를 목표로 胃痛, 胃・十二指腸潰瘍, 胃酸過多症, 減酸症, 急性虫垂炎, 膽石症, 急慢性大腸炎, 潰瘍性大腸炎, 肝機能障礙, 黃疸, 肝炎, 腎炎 등에 응용한다.
- 신경증상을 목표로 노이로제, 신경쇠약, 不眠, 히스테리, 癲癎 등의 神經症에도 응용한다.
- 感氣로 發汗時期를 놓쳐서 病邪가 胸部에 미친 것.
- 腹部 및 胸部에 疼痛을 호소하는 경우.
- 신경과민, 精神異常.
- 感氣 잘 걸리는 아이들의 체질개선.
- 婦人들의 오래된 가슴앓이병에 特效일 때가 있다.
- 오목가슴이 마치고 식욕부진하고 發熱, 惡寒, 關節痛, 自然發汗하는 感氣증상이 있을 때 쓴다.
  아스피린을 쓰면 도리어 消耗, 쇠약할 때 쓰면 좋다.
- 微熱, 盜汗, 頭痛, 胸痛 또는 腹痛이 있고 식욕부진한 者.
- 感氣 잘 걸리는 사람, 가벼운 기침을 하며 腹痛있는 아이들, 체질개선에 쓴다.
- 熱實이 아니라 津液부족에 의한 변비에 本方을 잘 사용한다.
- 胃潰瘍, 急性胃炎, 肝炎, 膽石症 등에 처방할 기회가 많다.
  통증이 심하면 芍藥甘草湯을, 炎症이 심할 때는 小柴胡湯이나 黃連解毒湯 등을 合方한다.
  胃炎, 胃・十二指腸潰瘍의 경우 安中散과 合方하여 長服한다.
- 화를 잘 내고 불안초조할 때는 黃連解毒湯을 合方한다.
- 불안감과 憂鬱感이 심할 때는 半夏厚朴湯이나 香蘇散을 合方한다.
- 婦人更年期, 自律神經失調症에는 四物湯, 當歸芍藥散, 桂枝茯笭丸 등을 合方한다.

54 柴胡桂枝乾薑湯

시호계지건강탕

處 方

柴胡(12.0), 黃芩(6.0), 桂枝(6.0), 牡蠣(6.0), 甘草(4.0), 括樓根(8.0), 乾薑(4.0)

證

1. 虛弱體質
2. 頭汗出, 盜汗
3. 胸脇滿微結
4. 動悸息切, 臍上動悸
5. 口脣乾燥
6. 尿量減少

典 據

• 傷寒論曰 傷寒六五日 已發汗 而腹下之 胸脇滿微結, 小便不利, 渴而不嘔, 但頭汗出, 往來寒熱, 心煩者, 此爲未解也 柴胡桂枝乾薑湯主之.

• 金匱曰, 瘧寒多 微有熱 或但寒不熱 柴胡桂枝乾薑湯主之.

處方解說

本方은 裏寒證, 腎虛 등 허약하게 된 柴胡證이다. 上熱裏寒症으로 가슴이 건조하고 下腹部가 冷한 경우에 응용하는데, 頭汗·口渴·弛緩熱 등의 表證과 輕한 胸脇苦滿이나 腹動이 목표이다. 柴胡桂枝湯보다 허약한 체질에 응용하는데 嘔吐感이 없는 것이 本方證이다. 內外의 陽氣가 虛하고 裏에는 寒이 있고 表와 上焦에 虛熱이 있어 津液이 부족하고 氣의 上衝을 일으킨 者를 목표로 한다.

本方적응 體質者는 病에 오래 시달린 사람으로 消耗性 疾患이 만성화한 경우가 많다. 病後, 産後, 過勞무리, 營養失調, 허약자 등으로 表와 上焦에 虛熱이 있고 裏에는 寒이 있고 氣上衝을 일으킨 경우이다. 顔色이 蒼白하고 양볼이 紅潮를 띠기도 한다. 口脣이 건조하고 식욕이 부진하며 입안이 마른다. 口渴이라기보다는 口乾으로 입안이 진득진득해진다. 神經精神이 쇠약한 氣味를 보이는데 不眠, 易怒, 신경질 경향을 나타내며 잘 놀란다. 表熱이 남아 있고 津液이 부족한 상태에서 氣가 上衝하기 때문에 全身的으로 發汗하지 않고 頭汗만 나온다. 잠잘 때 잘 알 수 있다.

가슴이 두근거리고 한숨을 몰아쉬며(動悸息切) 胸脇滿微結 증상을 보인다. 腹部는 軟弱無力하고 腹冷症을 보이며 臍上動悸를 나타낸다. 小建中湯證과는 달리 腹直筋이 긴장되지 않고 軟弱無力하다. 腹冷으로 因하여 大便은 軟便경향을 보이며 小便不利를 나타내는데, 尿가 진하고 量이 적어진다.

消耗性 疾患의 慢性化로 弛緩熱이 발생하는데 아침보다 午後에 弛緩熱이 나고 밤에는 熱이 내린다. 盜汗이 나면서 체력이 떨어지고 여위며 피로해진다.

- 本方은 發汗하여 表가 虛하고, 下했기 때문에 裏가 寒으로 빠진 것이다. 發汗과 瀉下에 依하여 體內의 水分이 缺乏하고, 尿量이 減해서 渴해 온다. 表熱이 남아서 裏熱이 上衝하고, 水分缺乏 때문에 全身에 發汗하지 않고 다만 頭汗만 나온다.
- 柴胡證(往來寒熱, 口苦, 식욕부진)이 있으면서 裏寒(腹冷, 手足冷, 下痢 또는 軟便)이 있으면 本方을 推定한다.

鑑 別

- 柴胡桂枝湯보다 虛證으로 嘔吐感이 없는 것이 本方證이다.
  柴胡桂枝湯이나 柴胡加龍骨牡蠣湯과 유사한 方劑인데, 그보다 더욱 체력이 弱하고 脈·腹이 아울러 힘이 없는 경우에 사용한다.
- 少陰人에게 柴胡桂枝乾薑湯을 쓰면 血壓이 내리고 처진다고 할 때가 있으며, 少陽人에게 補中益氣湯을 쓰면 藥效를 거의 느끼지 못한다고 한다.
  柴胡桂枝乾薑湯과 補中益氣湯을 合方하여 쓰는 경우도 많다.
  少陰人에게 쓸 경우 좋다.

應　　用

- 熱性疾患, 肺炎, 肺結核, 心悸亢進症, 胃酸過多症, 更年期障害, 不眠, 神經症, 肝炎, 黃疸 등에 응용한다.
- 顔色이 蒼白하고 微熱, 不眠이 있으며 잘 때 건기침하고 精神 衰弱者.
- 病에 오래 시달린 사람.
  肺結核 등 消耗性 疾患에 많이 응용한다.
- 感氣가 쇠어서 微熱이 있고 피로감시 많이 사용할 수 있다.
- 病後, 産後, 過勞無理, 營養失調, 허약자 등에 많이 사용할 수 있는 처방이다.
- 식욕증진 목적으로 응용시 小建中湯을 合方하면 매우 빠른 효과를 볼 수 있다.
- 本方에는 甘草, 乾薑, 桂枝가 들어 있어 瀉下로 因한 胃寒冷, 下痢, 腹痛에 잘 듣도록 고려되어 있으나, 胃冷症이 심할 때는 人蔘湯을 合方해서 써야 더 유효하다.
  陽虛症이 심하면 眞武湯을 合方한다.
- 浮腫이 심한 자는 五苓散을 合方한다.
- 腎陽虛에는 八味地黃丸을 合方한다.

55 柴胡淸肝散

시호청간산

處　方

當歸(4.0), 芍藥(4.0), 川芎(4.0), 地黃(4.0), 黃連(2.0), 黃芩(2.0), 黃柏(2.0), 山梔子(2.0), 柴胡(3.0), 薄荷(4.0), 連翹(4.0), 括樓根(4.0), 牛蒡子(4.0), 桔梗(4.0), 甘草(4.0)

證

1. 小兒腺病體質(여위고 筋肉型, 神經質, 兩腹直筋 緊張, 皮膚色 暗黑-靑白色)
2. 風熱炎症(耳鼻咽喉 炎症)

處方解說

本方은 溫淸飮에 淸熱解表劑(柴胡, 薄荷, 連翹), 排膿消腫劑(桔梗, 連翹, 牛蒡子), 生津劑(括蔞根, 甘草)를 加한 小兒腺病體質 改善藥으로 肝膽經脈의 風熱, 炎症인 耳鼻咽喉, 耳前後, 肺門淋巴腺炎 등을 淸熱解毒하는 처방이다.

本方적응 體質者는 여위거나 筋肉型으로 신경이 날카롭거나 긴장되어 있다. 慢性的으로 목 윗부분에 肝膽經脈의 風熱로 因한 炎症을 띠고 있으며 皮膚는 검푸르거나 靑白色으로 더러워 보이며, 아토피 皮膚나 難治性 濕疹을 수반하는 경우가 많다. 兩腹直筋이 긴장되어 있고 肝經에 따라 과민대가 인정되며 간지럼을 잘 탄다.

- 小柴胡湯이 적응할만한 체질에 해당되는데, 皮膚가 검고 血色이 좋지 않으며 腹筋이 전반적으로 긴장된 사람에게 좋다.

鑑　　別

〔小柴胡湯〕

本方과 유사하여 小兒 腺病체질에 응용된다.

식욕부진, 往來寒熱, 胸脇苦滿 등이 있다.

〔小建中湯〕

腹壁이 얇고 긴장, 허약체질, 偏食, 배탈이 잘 난다.

應　　用

- 慢性 扁桃腺炎, 咽喉炎, 肺門淋巴腺炎, 慢性 皮膚病, 小兒 神經症 등에 응용된다.
- 입술이 붓고 갈라터지며 심하면 腫氣처럼 생기는 경우.
  葛根湯을 合方한다.
- 신경이 날카롭고 偏食, 不眠이 있고 밤에 잘 우는 어린아이에 連服시키면 좋다.
- 아토피性 皮膚炎이나 難治濕疹에는 十味敗毒散이나 麻杏薏甘湯의 合方으로 좋은 효과를 보는 경우가 많다.
- 慢性鼻炎으로 인한 코막힘에 葛根湯이나 葛根湯加川芎辛夷, 麻黃湯을 合方하여 투약하면 효과가 우수하다.

56 神秘湯

신비탕

處方

麻黃(6.0), 杏仁(8.0), 炙甘草(4.0), 柴胡(8.0), 蘇葉(6.0), 厚朴(5.0), 陳皮(5.0)

證

1. 기침(氣鬱, 神經性)
2. 呼吸困難
3. 胸脇部 갑갑

處方解說

本方은 肝氣鬱結性 咳嗽, 즉 精神的 요소가 가미된 氣鬱, 神經性 咳嗽·呼吸困難에 대한 처방으로 發作時 汗出, 呼吸困難症(坐位呼吸, 奔喘)이 오래 가며 비교적 痰은 적고 神經症인 것이 특색이다.

一名 "久嗽坐臥 不得方"이라 하여 앉지도 눕지도 못할 정도로 기침과 呼吸困難이 고통스럽고 심한 오래된 기침에 응용하며, 神經的 자극으로 喘咳가 發作하면 奔發作한다.

本方적응 體質者는 신경질의 허약체질로서 精神不安, 不眠, 안절부절, 憂鬱感 등을 수반하기도 한다. 胸脇部가 갑갑하고 喘鳴, 呼吸困難을 主訴하고 가래는 적은 편이며 喘息 發作時 汗出을 수반한다.

- 小柴胡湯證 體質者의 喘息이나 氣管支炎에 응용한다.
  消化管內에 水滯가 적은 사람으로, 氣鬱의 神經症을 兼한 사람이나 小兒에게 많이 쓰인다.
  기침이 나오고 喘鳴이 있는 경우에 奏效하다.

鑑　別

• 神經症 喘息으로 胸脇苦滿과 柴胡證이 있을 때는 柴朴湯(小柴胡湯合半夏厚朴湯)이 적합하다.

本方은 肝氣鬱結로 胸脇苦滿 등을 수반하는 喘咳에 사용하며 柴朴湯과 유사한데, 腹力도 다소 弱하고 心下도 그다지 긴장하지 않은 사람에게 쓴다.

• 喘息發作時 汗出(汗出而喘)하고, 口渴과 發作時 식욕이 亢進할 때는 麻杏甘石湯이 적합하다.

應　用

• 氣管支喘息, 肺氣腫, 小兒喘息 등에 응용한다.

신경질의 허약체질로서 발작적으로 呼吸困難이나 기침, 喘鳴이 있고 精神不安 · 不眠 등을 호소하는 자에 쓰이며 長期連用이 필요시 좋다. 喘息의 체질개선에 사용된다.

小兒喘息으로 기침이 나오고 喘鳴이 있는 경우 著效가 있다.

• 痰이 많을 때는 半夏厚朴湯을 合方한다.

57 十味敗毒散

십미패독산

處　方

柴胡(6.0), 桔梗(6.0), 川芎(6.0), 櫻皮(6.0), 茯苓(6.0), 生薑(6.0), 獨活(4.0), 荊芥(4.0), 甘草(4.0), 防風(6.0)

證

1. 皮膚病(患部 乾燥치 않고 分泌物 적다)
2. 患部 赤色 小發疹
3. 發赤, 瘙痒 또는 疼痛

處方解說

本方은 小柴胡湯이 적응하는 體質者의 風濕熱性 皮膚病의 熱毒을 淸熱解毒하는 方으로, 解毒臟器의 기능을 旺盛하게 하고 毒素를 解除하며 炎症을 배출한다. 人蔘敗毒散의 加減方으로 祛風消炎作用을 강하게 한 皮膚專門藥이라고 할 수 있다.

本方적응 體質者는 소위 柴胡劑 체질로 신경질(易怒)이고 胸脇苦滿이 있는 小柴胡湯이 잘 적응하는 사람으로 皮膚는 다소 검은 편으로 右側 腹部를 누르면 약간의 抵抗感을 느낀다. 炎症・化膿症이 되풀이되는 皮膚病으로 患部가 赤色 小發疹을 나타내는데 患部가 건조치 않고 分泌物이 약간 있다. 가려워서 긁으면 赤色 자리가 나고 出血이 있는 경우도 있으며, 皮膚表面의 熱・毒素・水毒으로 진물이나 고름을 비치기도 한다.

本方 복용시 體內 炎毒이 體外로 발산되므로 일시적으로 赤色 發疹이 더 심해지는 경우도 있다.

- 알레르기性 炎症性 皮膚病을 消炎・解毒・發散시키는 方으로, 化膿性 炎症을 일으키기 쉬운 체질을 개선하는 解毒劑이다.
  柴胡劑 體質(신경질, 胸脇苦滿)로서 化膿症이 거듭되는 알레르기性 濕疹, 蕁麻疹 등 皮膚病 體質改善用 처방이다.

따라서, 小柴胡湯이 적응하는 體質者에게 連服하면 체질개선이 가능하다.

鑑　別

- 分泌物이 많으면 陽症이면 小青龍湯이나 越婢加朮湯을, 陰症이면 歸芪建中湯, 防己黃芪湯, 桂枝加黃芪湯 등을 생각한다.
- 消風散보다 炎症 化膿 경향이 더 심할 때 쓴다.
- 托裏消毒飮 : 化膿病巢가 深部에 있어서 病毒이 계속 流出時 적합하다.

應　用

- 化膿性 皮膚疾患, 두드러기, 濕疹, 蕁麻疹, 水痘, 帶狀疱疹 등에 응용한다. 分泌物이 그다지 많지 않고 慢性 경과자에 흔히 쓰인다.
- 急性 化膿症으로 患部가 發赤 腫脹하는 데 응용한다.
- 알레르기性 濕疹, 蕁麻疹 등 皮膚病의 체질개선용으로 응용한다.
  茵蔯蒿湯, 柴胡淸肝散 등을 合方한다.
- 보통 薏苡仁을 加해서 많이 쓴다.
  또 瘡家之聖藥이라고 하는 金銀花, 連翹를 加해서 쓴다.
- 麥粒腫. 한꺼번에 몇 개가 아래위로 化膿性 炎症을 일으키기 쉬운 체질을 개선한다.
- 水濕이 심하면 五苓散을, 發赤이 심하면 黃連解毒湯을 合方한다.

58 安中散

안중산

處 方

玄胡索(5.0), 良姜(5.0), 乾薑(5.0), 小茴香(5.0), 桂枝(5.0), 砂仁(5.0), 牡蠣(8.0), 甘草(10.0)

證

1. 胃痛, 가슴쓰림(空腹時)
2. 신물, 嘔吐, 트림
3. 甘味를 좋아함

處方解說

本方은 腹部加溫 溫中散寒하여 氣滯血滯를 풀어 鎭痛하는 腹胃炎 치료제로 胃腸의 冷을 제거하고 冷으로 인한 疼痛을 가라앉혀 준다. 특히 冷자극, 寒冷 飮食物 등으로 발생하는 上腹部痛에 유효하며 空腹時 가슴쓰림, 신물, 嘔吐를 목표로 쓰인다.

本方적응 體質者는 여위고 허약하며 貧血性인 경우가 많으며 四肢가 나른하고 쉬 피로를 느낀다. 皮膚와 筋肉이 弛緩되어 있으며 얼굴색이 누렇거나 蒼白한 편이며 言語에 힘이 없어 보인다. 단 것을 좋아하고 신경이 예민한 편이며 식욕이 부진하다. 腹壁이 얇고 冷하며 연약무력하다. 慢性的으로 경과하는 胃의 虛弱狀을 나타내며 胃內停水 및 腹部動悸를 수반하는데 動悸부위를 누르면 통증을 일으킨다. 胃 또는 腹中에 血行障碍 및 腫脹부위가 발생하는데 대부분의 경우 酸過剩을 수반하고 疼痛이 일어난다. 胃酸過多症으로 새콤한 물을 吐하는데 絶對的인 것은 아니다.

腹痛의 形態는 주로 空腹時에 上腹部痛이 나타나는데, 空腹時 가슴쓰림, 신물, 嘔吐가 本方의 主된 목표중의 하나이다. 冷자극이나 寒冷 飮食物, 예를 들면 찬 맥주 등으로 胃가 冷却되어 腹痛이 나고 트림이나 신물을 吐할 때 좋다. 또한 慢性 胃炎이나 胃下垂症 등 慢性 胃寒症에 의한 心下部의 持續的 통증으로 나타나기도 한다.

急性 胃炎이나 심한 嘔吐, 炎症性이나 潰瘍性 胃痛에는 禁忌이다.

- 本方은 中焦를 따뜻하게 하여 胃腸管의 運動을 正常化, 동시에 鎭痛작용을 强化하여 實質的인 鎭痛・鎭痙효과를 발휘하지만, 말로 표현하기 어려운 胃腸管의 不定愁訴를 緩和시키는 것을 長點으로 하고 있다.
- 오래 된 胃潰瘍, 慢性 胃炎, 그 밖의 胃部疼痛 등에 사용하여 신기한 효과를 내는 일도 있으나, 전혀 효과를 나타내지 못하는 경우도 있으므로 목표점을 확실히 정하여 사용한다.
- 本方은 脾胃의 虛이므로 慢性的으로 경과한 胃의 虛弱狀을 첫째로 꼽아야 하며 弛緩性 체질에 많다.

  寒을 兼하고 있으므로 대부분 胃內停水가 인정된다.

  氣鬱과 血滯가 第1의 條件이며, 그 때문에 胃 또는 腹中에 血行障碍, 腫脹부위가 발생하며 대부분의 경우 酸過剩을 수반하고 疼痛이 일어난다.
- 차가운 맥주 등으로 胃가 冷해져서 腹痛이 있고 신물이 나오며 공복시에 배가 아프다고 하는 증상이 있을 때 효과가 좋다.

鑑　別

- 本方 복용 후 疼痛이 더 심해지는 경우에는 瀉心湯類가 좋다.

〔吳茱萸湯〕

胃酸過多症. 呑酸, 頭痛 또는 吐하는 者.

裏寒(中焦의 水毒, 즉 寒水)이 있어 氣動이 激甚한 것이 목표.

〔人蔘湯〕

心下冷, 胃內停水, 虛寒, 唾液分泌過多, 稀薄尿 多量.

應　　用

- 胃酸過多症, 胃潰瘍, 胃痛, 腹痛, 生理痛 등에 응용한다.
- 특히 단것을 좋아하고 신경질이며 冷症있는 사람의 慢性胃痛에 頻用한다.
- 주로 冷해서 일어나는 胃痛이나 腹痛에 응용한다.
  慢性 胃炎, 胃下垂症 등 慢性 胃寒症에 의한 心下部의 持續的 痛症에 對해 頻用한다.
  특히 慢性으로 오래 경과된 者에게 응용한다.
- 冷해서 오는 生理痛에도 잘 듣는다.
  婦人의 血氣가 찌르듯 아프거나 아랫배에서 허리까지 은근히 아플 때.
- 中焦를 편안하게 해 주는 藥으로, 胃腸만이 아니라 膽石痛이나 膵臟炎, 婦人科 疾患의 疼痛에도 활용한다.
- 軟便이나 泄瀉를 兼할 때는 人蔘湯이나 蔘苓白朮散 또는 眞武湯을 合方한다.
- 本方 적응의 환자는 根本 치료제로 柴胡劑를 쓰는 일이 많다.
  小柴胡湯, 柴胡桂枝湯 또는 四逆散과 合方한다.
- 氣虛 元氣不足일 때는 人蔘湯, 蔘苓白朮散, 補中益氣湯 또는 六君子湯을 合方한다.
- 변비가 있는 자는 大黃을 加하거나 또는 三黃瀉心湯을 合方한다.
- 히스테리에는 甘麥大棗湯을 合方한다.
- 효과상승 목적으로 甘麥大棗湯을 合方한다.
- 惡心・嘔吐와 溜飮(胃內停水) 수반시에는 半夏厚朴湯을 合方한다.

59 抑肝散加陳皮半夏

억간산가진피반하

處　方

當歸(8.0), 川芎(5.0), 茯苓(8.0), 白朮(8.0), 甘草(4.0), 鈞鉤藤(8.0), 柴胡(4.0), 陳皮(6.0), 半夏(8.0)

證

1. 神經過敏症狀(易怒, 性急, 不眠, 不安症)
2. 左腹直筋拘攣(臍左上大動悸)
3. 筋肉의 過緊張, 痙攣

處方解說

本方은 抑肝散에 陳皮와 半夏를 加하여 胃內停水를 제거하고 肝熱을 淸解하도록 구성된 方이다. 氣血이 모두 虛한 肝風을 鎭靜하는데, 肝血不足으로 血虛生風하는 肝氣盛火를 抑制(抑肝)하는 처방으로 臍左上大動悸와 腹直筋拘攣을 목표로 응용한다. 肝氣의 이상흥분과 신경과민한 탓으로 화를 잘 내고 성질이 급하며 불안, 초조, 不眠 등 신경흥분을 鎭靜시키는 효능이 있다.

本方적응 體質者는 허약체질로 마른 型으로 氣血이 兩虛하여 스트레스에 대한 抵抗力이 떨어져 있으며 항상 기운이 없고 피로하다. 사소한 일에도 화를 잘 내고 성질이 급하며 불안, 초조, 不眠, 熟眠不能, 恐怖感 등의 신경흥분증상을 나타낸다. 頭重感이 있고 眩暈을 나타내기도 하며 腦血管 痙攣에 의한 頭痛을 수반하기도 한다. 腹筋은 弱하며 간혹 腹筋陷沒을 나타내기도 한다. 胃內停水가 있고 左腹直筋拘攣이 있고 臍左上大動悸를 나타낸다.

皮膚가 枯凋하여 마르고 潤氣가 없으며 四肢筋肉의 痙攣과 癎疾을 나타내기도 하며 四肢萎弱症을 보이기도 한다. 四肢筋肉의 過緊張이나 痙攣, 痲痺感을 나타내며 이유없이 몸의 일부가 뻣뻣해진다고 호소하기도 한다.

• 本方은 四逆散의 邊方으로, 허약 체질자 특히 허약한 小兒의 腦神經 刺激症狀을 鎭靜

시키는 方劑로 筋脈의 强急을 특징으로 한다. 神經系 疾患으로 왼쪽 배(왼쪽 옆구리)가 拘急하고 빳빳하며, 四肢의 筋脈이 攣急하는 病에는 어떤 경우라도 쓰인다. 肝氣의 흥분을 抑制하고 鎭靜시킨다는 데서 抑肝散이라 하게 되었다.

鑑 別

〔桂枝加龍骨牡蠣湯〕

腹直筋拘攣(小腹弦急), 性的 神經症, 臍下悸

〔柴胡加龍骨牡蠣湯〕

胸滿煩驚, 實證, 臍上動悸, 便秘

應 用

- 神經症, 히스테리, 神經症에서 發하는 更年期障害, 불면증, 易怒, 癲癇, 小兒의 驚風, 夜驚症, 夜啼症, 睡眠中 咬牙, 四肢萎弱症, 神經性 斜頸, 腦出血後遺症 등에 응용한다.
- 癎疾 驚氣時에는 대개 甘麥大棗湯과 合方한다.
- 身體動搖感 등 風動症이 있을 때에는 龍骨, 牡蠣를 加한다.
- 腦血管 痙攣에 의한 頭痛, 頭重에 응용한다.

60 苓姜朮甘湯

영강출감탕

處　方

茯笭(8.0), 白朮(8.0), 乾薑(8.0), 炙甘草(8.0)

證

1. 腰脚冷痛
2. 衣裏冷濕, 身重
3. 口渴 없음, 食慾異常 없음

典　據

金匱曰, 腎著之病, 其人身體重, 腰中冷, 如坐水中, 形如水狀, 反不渴, 小便自利, 飮食如故, 病屬下焦, 身勞汗出, 衣裏冷濕, 久久得之, 腰以下冷痛, 腰重如帶五千錢, 苓姜朮甘湯主之.

處方解說

本方은 苓桂朮甘湯의 桂枝를 乾薑으로 바꾼 것으로 下焦水毒(寒濕)의 代表方이다. 冷이 腰部에 있고 腎에서 水를 잘 다스리지 못하여 水毒으로 인하여 신체下部가 厥冷하는 腎著病으로 腰以下(下焦) 冷重痛하는 寒濕症에 대한 代表方이다.

本方적응 體質者는 顔色이 蒼白하고 腰以下가 冷痛하고 무겁다. 혀는 濕潤하고 침이 많으며 口渴도 없고 식욕도 正常이다. 發汗이나 水分 발산의 기능저하로 腰以下의 筋肉이나 皮下에 水分이 정체하여 皮膚表面이 항상 축축하고 차다. 水毒으로 신체 下部가 厥冷하기 때문에 허리와 발이 冷하기 쉽고 腰以下가 冷重痛하고 身重하다. 腹部는 연약한 사람이 많으며, 小便不利는 없고 尿量이 많으며 맑은 편이고 便通도 正常이다.

寒冷하고 濕氣가 많은 環境도 한 원인이다.

鑑　別

• 虛證 체질로 八味丸證과 비슷하면서 胃腸이 弱하고 口渴이 없으면 本方을 생각한다.

〔當歸建中湯〕

腹滿時痛. 腹直筋 拘攣이 있는 腰腹痛(痛引腰背). 등을 앞으로 구부릴 때.

〔當歸四逆加吳茱萸生薑湯〕

아래로 쏟아지려 하는 腰痛.

허리에서 엉치 부위로 땅기면서 아프다고 호소함.

應　用

• 임상적으로 坐骨神經痛, 腰痛, 夜尿症, 冷帶下, 姙娠浮腫, 遺尿症, 濕疹, 脚萎弱症 등 下焦水毒 原因病에 응용된다.
• 腰痛, 坐骨神經痛.
  冷이 腰部에 있다는 것이 本方의 목표이다.
  水毒으로 신체下部 厥冷, 腰脚冷痛, 身重
• 腎着腰痛. 허리가 끊어질 것 같은 腰痛으로 겨울에 많으며 지져야 되는 腰痛. 本方에 八味地黃丸을 合方한다.
• 下焦水毒이 원인인 慢性 皮膚病, 濕疹에 응용한다.
  冷濕에 의해서 묽은 分泌物을 수반한다.
• 물같이 멀겋고 冷한 帶下에도 응용 가능하다.
  當歸芍藥散을 合方한다.
• 陰汗.

61 苓桂朮甘湯

영계출감탕

處 方

茯苓(8.0), 桂枝(6.0), 白朮(4.0), 甘草(4.0)

證

1. 起立性 眩暈
2. 胃內停水
3. 尿量減少
4. 手足冷, 脈沈緊
5. 氣上衝症(逆上感, 耳鳴, 心悸亢進, 肩痛, 眼充血 등)

典 據

- 傷寒論曰, 傷寒 若吐, 若下後, 心下逆滿, 氣上衝胸 起則頭眩, 脈沈緊, 發汗則動經, 身爲振振搖者, 苓桂朮甘湯主之.
- 金匱曰, 心下有痰飮 胸脇支結 目眩 苓桂朮甘湯主之.
  夫短氣微飮 當從小便去之 苓桂朮甘湯主之.

處方解說

本方은 上焦水毒에 대한 代表方으로 心下部의 痰飮水毒(脾胃의 寒飮·虛)이 上部로 動搖하는 증상을 고치는 方이다. 이른바 虛證으로 脾胃의 氣가 虛하고 水飮이 中焦에 정체해 있으며, 氣와 水의 動搖上衝으로 諸증상을 일으킨 者를 다스리는 처방이다. 本方의 痰飮은 脾氣虛·四肢冷 등 陰虛寒性이므로 '寒飮'이라 한다.

本方적응 體質者는 貧血傾向者로 아침 起床이 힘들고 몸이 무겁다. 起立性 眩暈 및 頭痛을 나타내는데 앉거나 누으면 경감消失되는 특징을 가지고 있다. 水飮의 上衝으로 인해 눈병이나 눈주위 瘙痒感, 耳鳴 등을 나타내기도 하나 口渴은 없을 때가 많다. 氣上逆으로

心悸亢進이 있을 수 있고, 痰飮이 心下部에 정체하여 膨滿感이 느껴질 수 있다. 腹部에는 寒飮이 정체하여 胃內振水音이 있고 手足이 冷하며 小便量이 감소한다.

顔面紅潮, 氣上逆 등 實證熱에는 써서는 안된다.

鑑　別

〔五苓**散**〕

水濕에 대한 代表方이다. 陽證으로 渴, 小便不利, 手足溫.

〔苓**姜朮甘湯**〕

下焦水毒, 腰脚冷痛, 身重

應　用

- 胃아토니症, 耳鳴, 어지러움, 心悸亢進, 心臟瓣膜症, 身體動搖感, 신경쇠약 등에 응용한다.
- 結膜炎, 網膜炎, 角膜炎, 視神經炎, 白內障, 綠內障 등 眼科疾患에 응용한다. 弛緩性體質者로 胃內停水 등이 있고 氣와 水의 動搖上衝으로 인한 경우 응용의 기회가 있다.
- 貧血이 있어서 動悸, 息切, 顔面蒼白, 顔面浮腫 있는 眩暈症에는 四物湯을 合方한 連珠飮을 쓴다.
- 當歸芍藥散證으로 胃內停水가 있으며 心悸亢進, 眩暈, 腹痛이 심할 때, 특히 低氣壓이나 氣候가 나빠질 때 더 악화하는 경우에는 本方에 當歸芍藥散을 合方하는 것이 좋다.
- 頭痛, 頭重, 眩暈, 動悸가 있고 식욕이 不振하고 尿量이 감소하고 때로 口中이 마르는 者는 小柴胡湯을 合方한다.
- 飮食에 滯하여 脾胃不和하고 腹痛, 小便不利에는 平胃散을 合方한다.

62 五苓散

오령산

處方

猪苓(6.0), 茯笭(6.0), 白朮(6.0), 澤瀉(10.0), 桂枝(4.0)

證

1. 口渴, 尿量減少
2. 脈浮

典據

• 傷寒論曰, 太陽病發汗後, 大汗出, 胃中乾, 煩燥不得眠, 欲得飮水者 少少與飮之, 令胃氣和則愈, 若脈浮小便不利, 微熱消渴者, 五苓散主之.
 －發汗已 脈浮數 煩渴者 五苓散主之.
 －傷寒 汗出而渴者 五苓散主之.
 －中風, 發熱六七日 不解而煩有表裏證, 渴欲飮水 水入則吐者 名曰水逆 五苓散主之.
 －霍亂 頭痛發熱 身疼痛熱多欲水者 五苓散主之.
• 金匱曰 脈浮 小便不利 微熱消渴者 宜利小便發汗 五苓散主之.
 假令 瘦人, 臍下有悸, 吐涎沫而癲眩 此水也, 五苓散主之.
• 方極曰, 主治 太陽症裏人 煩渴 小便不利 或嘔吐 或下痢 或浮腫 或頭痛者.

處方解說

本方은 渴, 小便不利를 목표로 쓰는 "水濕"에 대한 代表처방으로 胃腸의 水分吸收機能不良이 원인이 되어 일어나는 諸般증상을 다스리는 처방이다. 本來 水濕症이 있는 사람이 感氣 등 發熱表症으로 發汗過多와 渴症이 생긴 데다 胃腸 水分吸收不良이 원인이 되어 水濕증상이 表面化한 것이다.

• 表에 邪가 있고 裏에 水가 정체되는 것을 고치는 方으로 口渴과 尿利감소를 목표로

해서 여러 종류의 질환에 응용한다.

- 本方證에서의 水分代謝障害는 腎臟기능의 장해에서 온 것으로 보지 않고, 胃內의 水分이 吸收되지 않고 정체된 것이 원인으로, 水分吸收 不良으로 血中 水分이 감소하여 口渴과 尿利감소를 나타낸다.
- 本方證에서의 下痢는 腸管에서의 水分吸收障害로 발생하며, 腹痛이나 裏急後重을 수반하는 일은 없다.

鑑 別

〔吳茱萸湯〕

裏寒(中焦의 水毒, 즉 寒水)이 있어 氣動이 激甚한 것이 목표.

嘔吐하며 가슴이 더부룩한 것.

五苓散은 吐하고 나면 개운하나 吳茱萸湯은 吐하고 나도 가슴이 답답하다.

五苓散은 陽證으로 渴, 小便不利, 手足溫

吳茱萸湯은 吐하거나 泄瀉하고 手足末端이 冷하며 煩燥하여 죽겠다고 하는 것.

〔浮腫에 대한 처방비교〕

五苓散은 浮腫에 대한 1次的 選擇藥으로 渴症, 小便不利를 목표로 쓰는 水濕에 대한 代表처방이다.

越婢加朮湯은 平素 健康한 사람이 發熱과 함께 浮腫이 생겼을 때 좋은 처방으로 急速하게 발생하는 全身浮腫과 尿量減少를 나타낸다. 浮腫은 얼굴에서 시작하여 全身으로 번지고 皮膚에는 光澤이 있고, 누르면 누른 부분이 곧바로 처음 상태로 되돌아온다.

防己黃芪湯은 氣虛에 의한 浮腫과 自汗에 쓰는 처방으로 皮膚의 深部에 水滯를 띠고 있어 皮膚가 濕하고 짓무르기 쉽고 浮腫이 있다. 발이 冷하며 上半身에는 自汗이 있고 下半身에 浮腫이 있고 尿量이 감소한다.

當歸芍藥散은 冷症으로 虛證性 瘀血體質者이다. 頭重, 眩暈, 動悸, 腰痛, 腹痛 등을 수반하기도 하며, 排尿回數가 많고 尿量이 감소하며 眼瞼이나 얼굴, 혹은 다리에 浮腫이 나타난다.

小青龍湯은 콧물, 재채기, 기침을 심하게 하면서 갑자기 얼굴이나 全身이 붓고 小便量이 줄어드는 風水에 表證을 수반시 응용한다.

眞武湯은 陽虛의 浮腫에 대한 代表처방으로 冷感을 수반하는 浮腫이다. 軟하고 탄력이 없고 부스스한 느낌이 든다.

六味地黃湯과 八味地黃丸은 慢性期의 浮腫에 응용한다.

大青龍湯은 갑자기 高度의 浮腫이 나타나서 頭痛, 煩燥, 呼吸促迫 등이 있어 증상이 심한 데 사용한다. 急性 尿毒症의 우려가 있을 때 응용한다.
그 밖에 關節浮腫에 대해서는 桂枝加朮附湯, 麻杏薏甘湯, 薏苡仁湯 등을 체질과 證에 따라 활용한다.

應 用

- 急性腸炎, 胃擴張症, 嘔吐症, 假性콜레라, 宿醉, 急性膀胱炎, 尿毒症, 浮腫, 頭痛, 神經痛, 陰囊水腫 등에 응용한다.
- 急性 腸카타르
  口渴이 있는 水樣性 下痢에 응용한다.
- 泄瀉하면서 發熱時(水樣性 泄瀉)
  小兒가 高熱이 나면서 嘔吐, 泄瀉를 할 때.
  吐乳時에는 소량씩 나누어 먹인다.
  夏節期에 많은 假性 콜레라나 小兒의 泄瀉에 本方證이 많다.
- 食中毒이나 夏節期 胃腸病에는 平胃散을 合方(胃苓湯)하여 많이 愛用한다. 水樣性 下痢, 浮腫, 消化不良 등에 응용한다.
- 火傷으로 水疱가 생겼을 때.
- 물집이 생기는 모든 皮膚疾患으로서 痛·痒·瘡이 없을 때 활용한다.
- 三叉神經痛. 咽喉가 마르고 尿量이 감소하는 者.
  葛根湯과 合方하는 경우가 많다.
- 慢性 頭痛, 神經痛, 糖尿病 등에도 활용한다.
  急性疾患 뿐 아니라 無熱 만성질환에도 主證이 있을 때 응용한다.
- 甘草 함유 藥劑로 浮腫이 생겼을 때에도 本方을 쓰면 낫는다.
- 表證이 있으면서 渴症, 浮腫이 심할 때는 越婢加朮湯을 合方한다.
- 肝炎 등 柴胡證이 있으면서 渴, 小便不利나 浮腫 腹水가 있을 때는 本方에 小柴胡湯을 合方한다.(柴苓湯)
  小柴胡湯證이면서 口渴, 小便不利에 응용한다.

63 五淋散

오림산

處方

木通(3.0), 滑石(3.0), 澤瀉(3.0), 車前子(3.0), 芍藥(3.0), 山梔子(3.0), 當歸(4.0), 茯答(6.0), 黃芩(3.0), 甘草(3.0)

證

1. 排尿困難, 排尿痛
2. 尿混濁
3. 虛證患者

處方解說

本方은 尿路系 炎症(濕熱), 熱淋에 대한 처방으로 濕熱을 清解利濕하여 尿路系 炎症을 제거하는 처방이다. 膀胱에 有熱하여 尿가 나오기 힘들고 淋瀝하는 것, 尿가 混濁하기도 하고 血尿나 濃尿가 나오기도 하는 것을 목표로 한다.

- 排尿時에 아프고 무질근하거나 小便이 濁하고 膿과 함께 血液이 섞여 나올 때에 사용하며, 膀胱炎, 尿道炎, 尿管結石에 응용하고 猪苓湯으로 효과가 없을 때에 쓴다.
- 胃腸이 허약하고 체력이 弱한 者에 사용하기 좋은 처방이며, 姙娠中에도 안심하고 사용할 수 있는 처방이다.

鑑　別

- 尿路感染症에 있어 實證이면 龍膽瀉肝湯, 虛證이면 本方을 쓴다.
- 實證 體質者로 大小便이 快通치 않고 諸증상이 심할 때는 大黃牧丹皮湯을 頓服으로 응용한다.
- 猪苓湯을 쓸 때보다는 諸증상이 심할 때 本方을 생각한다.
  특히 排尿困難(통증)이 심할 때.
- 平素에 胃腸이 허약하고 尿가 잘 안 나올 때는 淸心蓮子飮을 쓴다.
- 小便은 마려운데 막상 보면 조금밖에 안 나오면서 통증을 수반하는 경우에는 猪苓湯이나 龍膽瀉肝湯을 생각해야 한다.

應　用

- 急慢性 尿道炎, 膀胱炎, 淋疾, 衰弱 등에 의한 排尿異常
- 慢性으로 경과한 尿道炎에 좋다.
- 猪苓湯 때보다 諸증상이 심할 때 本方을 생각한다.
- 小便은 잘 보는데 볼 때 약간 쓰리거나 아픈 정도일 때 사용한다.
- 炎症이 심하면 桔梗, 石膏나 黃連解毒湯을 合方한다.
- 脾虛(氣虛), 血虛인 사람의 神經性 膀胱症에는 加味逍遙散을 合方한다.

64 吳茱萸湯

오수유탕

處　方

吳茱萸(8.0), 人蔘(6.0), 大棗(6.0), 生薑(12.0)

證

1. 發作性 頭痛
2. 嘔吐, 吃逆(胃氣上逆), 煩燥
3. 手足冷, 寒冷을 싫어함
4. 脈沈

典　據

- 傷寒論曰, 少陰病, 吐利, 手足逆冷, 煩燥欲死者, 吳茱萸湯主之.
- 金匱曰, 嘔而胸滿者, 吳茱萸湯主之.

處方解說

胃虛冷으로 裏에 寒飮(水分이 정체하고 冷해진)이 있는 사람이 飮食物이나 寒冷자극 등으로 胃內壓이 상승하여 水飮上逆에 의한 惡心·嘔吐·吃逆 및 發作性 頭痛 등에 대해 散寒止嘔·溫胃止痛·健脾益氣하는 方이다.

本方적응 體質者는 허약체질로 평소부터 피로하기 쉽고 虛證으로 寒을 띠고 있으며 陰虛證(虛冷)者이다. 腹部가 冷하며 裏에 寒飮이 있고 胃酸過多症과 呑酸이 있으며 上腹部 痞塞膨滿感(重壓感)이 있다. 입안에 침이 잘 고이고 식욕이 부진하며 嘔吐氣가 있다. 胃中寒冷하여 水飮上逆에 의한 發作性 頭痛과 어지러움을 나타내며 胸滿煩燥感을 나타내고 嘔而胸滿이 있다. 手足이 冷하다.

- 本方證의 頭痛은 寒證頭痛(厥陰頭痛)으로 頂天에서 前頭部에 걸쳐서 아프다. 乾嘔하

면서 吐涎沫하는 頭痛으로 嘔吐量이 적고 唾液과 粘液만 나오고, 胃內壓 상승으로 心下가 膨滿하면서 가슴으로 치받는다.

鑑　別

- 五苓散은 陽證으로 渴, 小便不利, 手足溫이 있으나 本方은 陰證으로 手足冷하다.
  五苓散은 頭痛, 嘔吐, 煩燥 등은 비슷하나 冷症이 없다.
- 半夏白朮天麻湯은 어지러움을 주로 나타내는데 本方은 吐를 主徵으로 한다.
- 胃腸의 冷氣로 嘔吐症勢를 느끼는 것은 吳茱萸湯이 主治한다.
  吳茱萸湯 복용으로 嘔吐가 심해지는 것은 上焦의 熱 때문이다. 이 때는 柴胡劑나 梔子劑를 응용한다.

應　用

- 胃酸過多症. 呑酸, 頭痛, 또는 吐하는 者.
  腹痛이나 頭痛이 있을 때 心下가 膨滿하면서 가슴으로 치받는다.
- 吐하거나 泄瀉하고 手足末端이 冷하고 煩燥하며 죽겠다고 하는 것.
- 習慣的인 嘔吐
  小兒가 늘 涎沫을 吐할 경우.
  嘔吐하며 가슴이 더부룩한 것.
  癨亂하여 汚物을 모두 吐한 後에도 吐氣가 멎지 않는 者.
- 裏寒으로 오는 딸꾹질.
- 嘔吐를 수반하는 眩暈. 嘔吐가 더 심한 경우 응용한다.
- 頭痛 뿐 아니라 肩背痛에도 응용 가능하다.
- 嘔吐가 나면서 下腹部 虛冷症이 심하면 大建中湯을 合方한다.
- 어지러움症이 심하면 半夏白朮天麻湯을 合方한다.

65 烏藥順氣散

오약순기산

處方

烏藥(10.0), 陳皮(10.0), 白殭蠶(3.0), 乾薑(3.0), 麻黄(6.0), 川芎(6.0), 白芷(6.0), 桔梗(6.0), 枳殼(6.0), 大棗(6.0), 甘草(2.0), 生薑(6.0)

證

1. 中風(身體痛, 麻痺感, 半身不隨)
2. 言語障碍

處方解說

本方은 風으로 氣가 막혀(風이 勝하여 氣壅) 半身不隨, 口眼喎斜, 身體痛, 手足저림, 言語障碍, 痰이 끓고 숨이 차는 등의 증상에 대해 氣道를 疏通시켜 風疾을 다스리는 順氣劑이다.

水煎 溫服하고 微取汗하면 더욱 좋다.

病이 오래 되어 氣虛한 者에게는 마땅하지 않다.

- 中風은 반드시 風寒邪가 虛한 틈을 타고 侵入하여 表의 氣가 거슬려 表實證이 되므로 惡寒, 有熱, 無汗을 보인다.

鑑別

〔續命湯〕

虛實中間, 顔赤, 表寒裏熱, 血虛, 熱極生風

應　用

- 半身不隨, 腦溢血, 言語障害, 骨節疼痛, 氣滯氣鬱, 筋肉 류마티스, 關節 류마티스, 脚氣, 肩痛 등에 응용한다.
- 氣虛痰盛에는 六君子湯을 合方한다.
- 血虛에는 四物湯을 合方한다.
- 氣虛身瘦하면 歸脾湯을 合方한다.
- 氣鬱에는 香蘇散을 合方한다.

66 五 積 散

오적산

處　方

當歸(4.0), 川芎(4.0), 芍藥(4.0), 蒼朮(4.0), 厚朴(4.0), 陳皮(4.0), 茯苓(4.0), 半夏(4.0), 白芷(4.0), 枳殼(4.0), 桔梗(4.0), 肉桂(3.0), 乾薑(3.0), 甘草(2.0), 麻黃(2.0), 生薑(3片), 大棗(2枚)

證

1. 下冷症(腰痛, 下腹痛, 腰腹攣急, 足冷)
2. 上熱症(頭痛, 發熱, 身痛)

典　據

方極曰, 主治 外感傷風寒, 頭痛, 身痛, 下肢逆冷, 胸腹作痛, 嘔吐泄瀉 或 生冷物食傷.

處方解說

本方은 脾胃寒冷으로 인한 氣血水宿食寒 停滯 五積을 제거한다. 寒冷의 원인인 寒濕을 加溫하여 胃腸의 기능을 조정하고 循環을 촉진하고 體內의 水分을 배설한다. 장기간의 寒冷자극에 의해서 下半身에는 冷症이 발생하고 逆으로 氣가 上衝하여 上半身에는 熱증상이 발생한 것이다. 本方은 表裏劑라고 하는데 發表溫裏함을 말하는데 風寒을 驅散하고 內臟을 따습게 해서 氣血을 循環시켜 병을 낫게 한다.

本方적응 體質者는 다소 虛證으로 頭痛, 發熱, 身痛 등의 表證이 있고 입술이 푸르며 足冷하다. 脾胃가 寒冷하여 제 기능을 제대로 발휘하지 못하므로 腹部에 氣血水宿食寒 五積滯, 즉 오래 된 寒濕으로 인하여 腹部가 冷하고 下腹痛, 腰冷痛 등의 증상을 나타내고, 惡心・嘔吐・下痢 등의 증상을 수반하기도 한다.

氣虛自汗者, 濕熱者는 忌한다.

- 腹部는 대개 연약하고 四肢가 冷한 경우가 많다.
  (寒濕이 脾胃에 浸濕 — 寒濕諸症의 實證에 屬하는 처방)

〔五積散의 목표點〕

1. 腹이 冷하고 아프다. 즉 寒證을 가지고 있어야 한다.
2. 腰로부터 엉치에 걸쳐 筋肉이 팽팽해지고 땅긴다.
3. 上半身은 熱이 있고 下半身은 冷하다.
   특히 足冷한 경우가 많으며 上熱은 없어도 된다.
4. 아랫배가 아프다는 것.

以上의 4가지를 들고 있다.
여기에 추가해야 할 事項은 實證에 가까워야 한다는 點이다.

- 어떤 疾病이든 寒과 濕의 모습을 보이면서 너무 虛證이 아닐 때는 五積散을 응용하면 된다.
- 脾胃와 신체의 下部에는 寒濕이 固着되어 있고, 신체의 上部에는 熱性을 띤 경우에 응용한다.
- 체질적으로 肝과 脾가 허약한 者로서 寒과 濕이 侵入하여 일어나는 각종 疾患에 응용한다.
  그러므로 表證과 裏證을 함께 다스리는 表裏劑에 해당하는 처방이다.
- 寒濕으로 통증이 심해지는 證을 목표로 응용한다.
- 항상 胃腸障害, 消化機能의 감퇴현상, 따뜻하게 하면 편해진다는 점을 눈여겨보면 된다.

鑑　別

- 半夏瀉心湯이나 生薑瀉心湯을 써야 할 경우에도 五積散이 잘 듣는 경우가 있다. 따라서 이들 처방으로 無效일 때 써 볼만하다.

〔加味逍遙散〕

下冷上熱症은 비슷하다. 신경증상이 강하고 逍遙性 熱感.

應 用

- 急慢性胃腸炎, 胃・十二指腸潰瘍, 腰痛, 神經痛, 頭痛, 生理痛, 冷症, 更年期障害, 感氣 등에 응용한다.
- 寒濕으로 신체가 무겁고 허리・다리가 冷하고 시큰거리고 아픈 데 응용한다.
- 四肢冷이나 疼痛이 심하면 桂枝加朮附湯을 合方한다.
- 解表효과를 强化할 목적으로 桂枝湯이나 桂麻各半湯, 또는 人蔘敗毒散을 合方한다.
- 四肢冷과 腹痛이 심하면 附子를 加한다.
  桂枝加朮附湯, 眞武湯 合方이 된다.
- 五積散의 利水효과를 强化할 목적으로 眞武湯, 桂枝加朮附湯 또는 苓姜朮甘湯을 合方한다.
- 陽虛로 기운이 없으면 麻黃附子細辛湯을 合方한다.

67 溫經湯

온경탕

處　方

當歸(4.0), 川芎(4.0), 芍藥(4.0), 桂枝(4.0), 甘草(4.0), 人蔘(4.0), 麥門冬(10.0), 阿膠(4.0), 吳茱萸(3.0), 牧丹皮(4.0), 生薑(4.0), 半夏(8.0)

證

1. 口脣乾燥
2. 下腹部 冷感
3. 皮膚枯凋
4. 上熱感, 午後微熱, 手掌煩熱, 手足痲痺感
5. 月經不順, 帶下, 子宮出血

典　據

• 金匱曰, 問曰 婦人年五十所病下利(一作下血) 數十日不止 暮卽發熱, 小腹裏急腹滿, 手掌煩熱 脣口乾燥何也, 師曰, 此症屬帶下, 何以故, 會經半産, 瘀血在小腹不去, 何以知之(婦人雜病)
－婦人小腹寒, 久不受胎主之(婦人雜病)
－取崩中去血, 或月水來過多, 乃至期不來, 主之(婦人雜病)

• 方藥合編曰, 主治, 瘀血, 暮熱, 小腹裏急, 腹滿, 手掌煩熱, 脣口乾燥, 又下腹寒冷不姙, 子宮出血, 月經不順.

處方解說

本方은 陰虛性 驅瘀血方으로 虛寒性 鬱血이 下體, 骨盤內에 鬱滯하여 子宮이 冷하고 氣血이 虛・寒冷한 證에 대해 體內의 寒을 溫하게 하고 瘀血을 제거시키며 신체 活力을 養成

시키는 처방이다. 婦人 性器의 冷症이 원인이 되어 下冷上熱症을 일으키는 證을 목표로 사용된다. 氣血이 虛하여 元氣가 쇠약하고 貧血性으로 寒冷을 띤 諸婦人病에 대해 補血과 溫中散寒을 重點으로 하고 驅瘀血은 부수적으로 구성된 처방이다.

本方적응 體質者는 虛寒性인 허약 體質者로 腹部가 연약無力하며 下腹痛 또는 下腹冷膨滿感을 호소한다. 신경을 많이 쓰거나 姙娠中絶 등으로 慢性頭痛을 수반하는 경우도 있으며 머리비듬이 많다. 午後에 微熱이 오르며 口脣이 건조하다. 皮膚가 枯凋 無潤하며 手足이 冷하고 手足麻痺感을 나타낸다. 手掌煩熱은 주로 여름철에 나타나고 겨울철에는 오히려 冷하게 된다.

月經不順, 子宮出血, 不姙, 月經遲延, 不定性器出血, 無月經 등의 生理이상을 수반하며 血液이 섞이는 白帶下를 나타낸다.

- 生理不順. 不姙, 不定性器出血, 月經遲延, 月經過少, 無月經이 主.
  입술이 건조하고 얼굴에 트러블이 자주 생기고, 小腹과 手足이 冷하고 멍이 잘 생긴다.
- 手掌煩熱. 주로 여름에 나타나고 겨울에는 오히려 冷하게 된다.
  이것은 여름철에는 靜脈의 탄력이 부족하여 重力을 받으므로 運動을 못해 화끈거리고, 겨울에는 動脈의 運動부족으로 내려가지 못해 冷해지는 것이다.

鑑　別

- 腹中 瘀血塊는 原則的으로 없는 것에 쓴다.
  下腹部 抵抗壓痛과 腫塊가 인정될 때는 桂枝茯苓丸證이다.

〔月經過多에 대한 처방비교〕

溫經湯은 更年期 出血에 종종 사용되는데, 出血과 下腹部 冷感 및 疼痛, 腹部 膨滿感, 手掌煩熱, 口脣乾燥 등을 목표로 응용한다.

芎歸膠艾湯은 慢性 貧血로 虛證을 나타내고, 出血性 素質로 補血을 필요로 하는 경우에 잘 효과를 나타낸다.

三黃瀉心湯은 上衝이 심하고, 出血에도 불구하고 貧血징후가 없고 不安・顔面充血이 있는 實證者에 좋다.

溫淸飮은 체력이 있고 貧血氣도 뚜렷하지 않으면서 出血時, 血熱을 식히고 補血滋潤을 할 목적으로 응용한다.

加味歸脾湯은 貧血이 심하고 消化器가 弱하며 脈・腹 모두 힘이 없는 쇠약자에 응용한다. 허약 체질자가 신경을 많이 쓴 경우 응용의 기회가 있다.

應　用

- 月經不順, 月經困難, 月經過多, 帶下, 更年期障害, 自律神經失調症, 子宮下垂, 不姙症 등에 응용한다.
- 乾癬, 慢性 濕疹, 指掌角化症, 손등이 트는 데 응용한다.
- 下焦 虛冷性 瘀血에 의한 下腹部 冷症 및 膨滿感에 응용한다.
- 口脣乾燥.
- 太陰人의 不姙.
  太陰人 女性으로 下腹部가 冷하다고 할 때 證에 맞추어 써 주면 모두 著效를 볼 수 있다.
- 生理痛. 下腹部 冷症을 수반하는 통증.
  生理不順, 生理痛, 冷症, 腹部膨滿感, 或은 腹痛 등의 증상이 있으면서 手掌部灼熱感, 口脣乾燥, 白帶下가 있을 때는 本方을 생각한다.
- 慢性 頭痛症.
  신경을 많이 쓰거나 姙娠中絶 經驗이 있는 婦人으로, 下焦 虛冷性 瘀血證者에서 本方證인 慢性 頭痛이 흔히 나타난다.
- 月經過多. 生理가 오래도록 멈추지 않는 상태.
  更年期의 出血에 종종 사용된다.
  出血과 下腹部 疼痛, 腹部 膨滿感, 手掌煩熱, 口脣乾燥 등을 목표로 쓴다.
- 血液이 섞여 나오는 白帶下. 單純한 腰部冷却에 의한.
- 피고름 여드름자. 薏苡仁을 加한다.
- 氣虛가 심하면 四君子湯 또는 補中益氣湯을 合方한다.
- 肝氣鬱結에는 四逆散을 合方한다.
- 生理痛. 血이 검고 血塊가 많으며 瘀血일 때에는 本方에 桂枝茯苓丸을 合方한다.

68 溫胆湯

온담탕

處 方

半夏(6.0), 陳皮(3.0), 茯苓(6.0), 甘草(2.0), 生薑(2.0), 枳實(2.0), 竹茹(2.0), 黃連(1.0), 酸棗仁(5.0)

證

1. 不眠, 動悸, 虛煩
2. 胃內停水

處方解說

本方은 二陳湯에 枳實, 竹茹를 加한 것으로 보통 黃連, 酸棗仁을 더하여 쓴다. 膽虛로 虛火上逆하는 痰熱虛火를 淸熱化痰하는 方으로 虛煩熱性 不眠症을 主治한다.

本方적응 體質者는 弛緩性으로 虛證者이다. 自律神經系 흥분과 腦興奮性 增大로 痰熱虛火가 상승하고, 虛煩熱로 불면증을 나타내며 氣鬱症과 驚悸를 나타낸다. 가슴이 답답하고 무섭고 動悸를 나타내며 心下痞가 있으며 혀를 보면 水分이 많다. 腹部가 연약 무력하고 胃下垂인 경우가 많고 胃內停水를 수반한다. 胃腸機能 失調로 胃內에 痰飮이 정체하며 배를 만져보면 출렁출렁한 感이 있다.

鑑 別

• 本方은 胃內停水와 動悸가 있고, 특히 停水를 목표로 응용한다.
  酸棗仁湯은 虛煩에 응용하는데, 임상적으로는 아무 특별한 소견없이 도리어 不眠하는 데 쓴다.

〔加味歸脾湯〕

脾氣虛, 心血虛, 신경과민, 食後嗜眠

應 用

• 弛緩性 體質, 胃下垂症이 있는 虛證 不眠症, 驚悸症, 心悸亢進症, 氣鬱症, 精神不安, 胃腸障害 등에 응용한다.
• 熱病을 오래 앓아 虛煩熱이 不退하여 不眠하는 데 쓴다.〈萬病回春〉
• 血虛에는 四物湯을 合方한다.
• 自汗, 氣弱에는 歸脾湯을 合方한다.
• 陰虛火動에는 滋陰降火湯을 合方한다.
• 氣虛自汗에는 補中益氣湯을 合方한다.

69 溫淸飮

온청음

處　方

當歸(4.0), 川芎(4.0), 熟地黃(4.0), 芍藥(3.0), 黃芩(3.0), 黃柏(1.5), 山梔子(1.5), 黃連(1.0)

證

皮膚枯凋, 熱感

處方解說

本方은 黃連解毒湯(1)에 四物湯(2)을 合方한 처방으로 熱을 끄고 부족한 血을 보충하는 血虛·血燥·血熱用 方劑이다. 만성질환 체질개선용으로 皮膚가 黃褐色 枯凋하고 皮膚의 色澤이 나쁘고 逆上하는 사람에게 쓴다.

本方적응 體質者는 체력이 아직 쇠약하지 않은 다소 實證인 사람으로 貧血도 뚜렷하지 않고 上衝氣가 있는 사람에게 좋다. 血熱을 식히고 補血滋潤을 목적으로 사용할 때 우수한 효과를 볼 수 있다. 顔色이 겉보기에 蒼白하면서도 血熱에 의한 경우가 있으므로 주의해서 관찰해야 한다.

- 貧血氣가 있고 低血壓인 者, 皮膚가 축축하고 水腫型인 者에게는 주의를 요한다.
- 本方은 四物湯과 黃連解毒湯의 合方으로, 四物湯은 造血滋潤의 효과가 있으며 肝機能을 增强하고 肝血行을 좋게 한다. 黃連解毒湯은 淸凉解熱 작용으로 血熱을 식히고 自律神經失調로 인한 興奮, 神經症 등을 鎭靜시키는 효과가 있다.
- 皮膚病 경우에는 거의 丘疹性 濕疹이며 分泌物은 없고 건조경향이 있어 가려움이 심하고 긁어서 出血痕迹을 남긴 것이 많다.
  粘膜인 경우에는 潰瘍出沒을 되풀이하고 있다.
  이 때는 살색이 희어도 괜찮을 때가 있다.

鑑　　別

〔白虎加人蔘湯〕

瘙痒性 皮膚病에 활용한다.

瘙痒部 赤味, 乾燥, 煩渴

瘙痒이 심한 患部가 充血, 赤色, 乾燥한 皮膚炎, 乾癬, 蕁痲疹

〔當歸飮子〕

血虛性 血燥 風熱에 의한 皮膚瘙痒症.

老人이나 虛弱人의 皮膚發疹. 貧血性으로 皮膚枯凋하고 分泌物이 적고 瘙痒感을 主訴한다.

應　　用

- 月經不順, 血道症, 更年期障害, 神經症, 皮膚瘙痒症, 濕疹, 諸出血(子宮出血, 血尿, 鼻血, 喀血), 알레르기 체질개선, 肝障害, 胃나 腸의 潰瘍으로 인한 出血, 口內炎 등에 응용한다.
- 皮膚의 色澤이 나쁘고 逆上하는 사람.
  皮膚가 黃褐色이고 枯凋, 가려워서 긁으면 마른 비듬이 떨어지고 灼熱感이 있는 경우에 응용.

70 龍膽瀉肝湯

용담사간탕

處方(一貫堂方)

當歸 芍藥 川芎 熟地黃 黃連 黃芩 山梔子 連翹 薄荷葉 木通 防風 車前子 山歸來(土茯苓) 甘草(各3.0), 龍膽 澤瀉 薏苡仁(各4.0)

證

1. 泌尿器 疾患
2. 手掌足心 濕潤, 腋汗
3. 右腹直筋緊張

處方解說

本方은 溫淸飮을 기본으로 한 泌尿器 系統의 濕熱에 대한 解毒劑로, 下焦에 있어 諸炎症疾患이 慢性化한 者에게 頻用되는 처방이다. 肝經의 濕熱(實火)을 瀉하는 처방인데 주로 下焦의 實熱과 水症(下焦濕熱)을 解消한다.

本方적응 體質者는 强健體格으로 自律神經系의 흥분으로 불안초조, 不眠, 易怒 등을 나타내기도 하고, 頭面部의 實熱證으로 頭痛, 眼充血, 眼痛, 難聽, 耳鳴, 耳痛 등을 수반하기도 한다. 胸脇部脹痛이나 淋巴腺腫脹이 있고 右腹直筋이 긴장되어 있으며 腋汗이 있다. 腹證上 肝經에 沿하여 緊張과 壓痛을 證明, 皮膚가 淺黑하고 手足裏가 濕潤한 者가 많다. 下焦濕熱로 因한 排尿痛, 濃縮尿, 頻數尿, 排尿困難, 陰部腫脹疼痛 등을 解消한다.

胃腸이 弱한 者에 대한 투약과 장기복용은 피하는 것이 좋다.

鑑　別

- 滋陰降火湯에서와 같은 陰虛火旺症 등 下焦의 虛증상은 없다.

〔**猪苓湯**〕

下焦濕熱, 熱感, 口渴, 尿量減少, 排尿困難, 殘尿感

〔**五淋散**〕

虛證者, 尿路系 炎症(濕熱), 排尿困難, 排尿痛

應　用

- 排尿痛, 殘尿感, 尿道炎, 子宮內膜炎(帶下), 肝硬變, 腋臭 등에 응용한다.
- 急性 炎症性 膀胱炎.
  實證으로 局所瘙痒과 疼痛이 심한 경우 응용한다.
- 陰部의 濕疹이나 頑癬으로 참을 수 없이 가려운 데 적용된다.
- 婦人의 口內炎으로 동시에 外陰部에도 潰瘍이 수반하는 일이 있다.
  이런 경우에 쓰면 陰部도 동시에 輕快된다.
- 憂鬱, 焦燥, 緊張時에는 四逆散이나 大柴胡湯을 合方한다.
- 瘀血을 수반시에는 桂枝茯笭丸이나 桃核承氣湯 등을 合方한다.
- 血虛, 陰虛(慢性化)時에는 四物湯이나 六味地黃湯을 合方한다.
- 婦人膣炎, 陰部濕疹 등에는 當歸芍藥散을 合方해서 쓰면 더 효과적이다.
- 冷, 帶下가 짙고 냄새가 날 때.
  桃核承氣湯이나 大黃牧丹皮湯을 合方한다.

71 越婢加朮湯

월비가출탕

處　方

麻黃(12.0), 石膏(16.0), 甘草(4.0), 白朮(8.0), 生薑(8.0), 大棗(8.0)

證

1. 渴症
2. 尿量減少
3. 炎症性 浮腫
4. 表證(頭痛, 惡風) 없음

典　據

金匱曰, 肉極, 熱則身津脫, 腠理開 大泄厲氣, 下焦脚弱, 越婢加朮湯主之.

處方解說

本方은 麻杏甘石湯의 杏仁 대신 白朮을 加한 裏熱 風水에 대한 代表처방이다. 局所의 血管 透過性이 亢進하여 생긴 風濕水腫, 즉 風水에 대해 消炎 抗化膿과 利水효과가 있다.

本方적응 體質者는 實證으로 肉極自汗이 있고 表證(頭痛, 惡寒)은 없다. 急速하게 발생하는 全身浮腫과 尿量減少로 浮腫은 얼굴에서 시작하여 全身으로 퍼진다. 平素 健康한 사람으로 胃腸이 튼튼하고 渴症이 있고 呼吸困難을 수반하기도 하며 小便量이 적다. 皮膚에는 光澤이 있고 누르면 그 부위가 곧바로 처음 상태로 되돌아온다. 黃腫이 있는데 특히 脚部에 심하다.

陰水로 인하여 腹痛, 泄瀉, 手足冷을 수반하고 下半身의 浮腫이 심한 者와 神經銳敏者, 不眠, 胃腸虛弱者는 忌한다.

• 本方은 熱病, 기타 여러 가지의 원인으로 體內에 熱이 발생(裏熱)하여 發汗과 더불어

津液이 多量 體外로 빠져 나온다(津脫).

이러한 虛한 틈을 타서 邪氣가 體內에 侵入하여 水腫으로 변한 것(風水)이다.

裏熱이 있는 상태에서의 毛細血管 透過性의 亢進으로 생긴 炎症性 浮腫, 즉 裏熱風水가 눈에 생기면 結膜炎, 關節에 생기면 關節炎, 皮膚에 생기면 炎症浸潤性 皮膚炎 등으로 나타난다.

- 東醫壽世保元에는 少陽人 처방으로 되어 있다.
  太陰人이라도 證에 따라 사용된다.

鑑　別

- 本方의 浮腫은 脚部에 심한데 만일 本方이 無效일 때는 大柴胡湯證일 때가 있다.
- 平素 몸이 弱한 사람은 他方을 생각한다.(例 : 防己黃芪湯)
  虛證. 두부살 體質者, 피로, 多汗, 身重, 惡風, 小便不利.
- 全身 浮腫時에는 五苓散을 쓰는 경우가 많다.

〔大青龍湯〕

裏熱, 表證(惡寒, 發熱), 表實(絶對 無汗).

本方은 裏熱이 있는 點은 동일하나 表證(惡寒, 發熱)이 없고 汗出이 있는 경우가 많다.

本方證에서는 尿量減少이다.

〔桂枝加黃芪湯〕

炎症性이 아닌 滲出液.

上半身 發汗, 尿量減少, 허약자.

皮膚에 濕氣. 濕潤性 皮膚炎, 皮膚潰瘍에 적용한다.

〔黃芪建中湯〕

炎症性이 아닌 滲出液.

下腿潰瘍. 腫氣가 터진 後에 묽은 分泌物이 흐르고 새살이 돋지 않을 때(+當歸) 사용한다.

應　用

- 腎炎, 네프로제, 脚氣, 濕疹, 急性 關節炎, 關節 류머티즘 등에 응용한다.
- 炎症性 充血發赤, 浸出液 많은 濕疹, 皮膚炎, 무좀, 頑癬 등.
  急性으로 水疱 혹은 滲出液이 많은 者.
  皮膚病 內攻에 의한 浮腫.
- 急性 結膜炎, 關節炎 腫脹, 關節內 水腫 등 風水.
  물기가 많은 皮膚病(濕疹)이나 무좀, 물이 고이는 關節炎, 눈물이 나는 眼病에 쓴다.
- 浮腫이 심하고 尿量 감소하며 呼吸困難이며 關節痛 있고 急性인 者.
- 얼굴 浮腫이 심할 때는 五苓散을 合方한다.
- 水疱, 미란性 結痂性이 심한 貨幣狀 濕疹이나 自家感作性 皮膚炎이나 漿液性 丘疹에는 本方을 合方한다.
  즉 炎症보다는 滲出 分泌物이 많을 때.
- 일반적으로 瘙痒症이 있으면 消風散을 合方해서 쓰는 것이 좋고,
  炎症이 심할 때는 黃連解毒湯을 合方하고,
  乾燥性이면 四物湯을 合方한다.

72 六君子湯

육군자탕

處　方

人蔘(4.0), 茯苓(6.0), 白朮(6.0), 甘草(3.0), 陳皮(6.0), 半夏(6.0), 大棗(4.0), 生薑(4.0)

證

1. 食慾不振
2. 腹部無力, 消化機能 弱
3. 顏色萎白
4. 惡心, 水様性 下痢, 腹鳴
5. 食後嗜眠, 手足倦怠

處方解說

本方은 脾胃氣虛를 補氣하는 健脾化痰(補氣健脾・利水化痰)의 代表方이다. 胃腸허약자로서 心下部가 痞하고 식욕부진, 피로하기 쉬운 冷症인 사람을 목표로 응용한다. 本方은 四君子湯에 二陳湯을 合方한 方劑로, 四君子湯證으로 胃液分泌 過多가 있는 것으로 四君子湯보다 쇠약이 심하지 않은 慢性病인 것에 널리 응용되는 처방이다.

本方적응 體質者는 허약자로 貧血을 呈하며, 顏色이 蒼白하고 顏・口脣이 건조하며 식욕이 不振하고 혀주위에 이빨 흔적이 있고 축축하니 물기가 보인다. 腹部가 연약無力하고 脈도 약하며 手足이 冷해지기 쉬운 허약 體質者로 消化吸收기능이 저하되어 있으며 軟便 경향을 나타낸다.

〔六君子湯의 適應症〕

脾胃氣虛에 식욕이 없다, 惡心・嘔吐・胸脘이 痞悶하다, 浮腫이 있다, 大便이 不實하다, 기침을 하고 가래는 量이 많고 묽고 희다 등의 痰濕에 의한 증상 수반시.

• 消化器系, 呼吸器系의 만성질환에서 氣虛와 水滯를 나타낼 때는 우선적으로 생각할 수 있는 처방이다.

鑑 別

• 本方은 人蔘湯보다 濕證用으로서 振水音이나 腸鳴이 심한 者에게 적합하다.

〔小建中湯〕

腹直筋 拘攣.

六君子湯은 腹壁이 얇고 無力한 데 反해서, 小建中湯은 腹壁이 얇고 긴장되어 있다.

〔茯苓飮〕

心胸間虛, 氣滿, 食不能.

식욕이 없는 것이 아니라 먹고 싶어도 받아들이지 못하는 것이다.

胃內에 停水 및 가스가 膨滿하여 가슴앓이 및 幽門通過障碍.

應 用

• 慢性 胃・腸炎, 胃아토니症, 胃下垂症, 식욕부진, 嘔吐, 消化不良 등에 응용한다.
• 胃腸이 허약한 體質者로 心下部가 痞하고 식욕부진, 피로하기 쉬운 冷症者.
식욕부진에 대한 효과가 뛰어나다.
• 胃癌末期 환자의 일반증상을 개선시키는 데 著效인 때가 있다.
• 本方에 木香, 砂仁을 加한 것이 香砂六君子湯이다.
특히 心下部 痞塞感이 상하고 氣鬱症 식욕부진이 있어 惡心, 嘔吐, 腹部膨滿感, 腹痛, 下痢 등 痰濕 氣滯症이 심한 六君子湯證에 적응한다.
• 本方에 四逆散을 合方하면 柴芍六君子湯이 된다.
四逆散의 肝氣鬱結症狀(不安焦燥, 易怒, 自律神經 過緊張)이 가미된 六君子湯證이 되며 胸脇苦滿과 腹直筋 拘攣이 있다.
小柴胡湯證보다 虛證으로 胃內停水가 있을 때에 해당한다.
감정변화에 따라 腹痛, 下痢가 더 악화된다.
自律神經失調症, 胃腸神經症, 過敏性 結腸症 등 肝脾不和症에 유효하다.
• 理氣・止嘔・化濕의 효능을 强化할 목적으로 香蘇散이나 半夏厚朴湯을 合方한다.
膨滿感이 심한 경우에도 香蘇散이나 半夏厚朴湯을 合方한다.
• 多汗 또는 氣虛가 심하면 黃芪, 黃芪建中湯 또는 補中益氣湯을 合方한다.
• 慢性咳嗽나 多痰에는 蔘蘇飮이나 二陳湯을 合方한다.
• 泥狀 또는 水樣便에는 五苓散 또는 眞武湯을 合方한다.

73 六味地黃湯

육미지황탕

處　方

熟地黃(16.0), 山茱萸(8.0), 山藥(8.0), 牧丹皮(6.0), 茯笭(6.0), 澤瀉(6.0)

證

1. 頭重感, 思考力 減退
2. 下肢 無力感
3. 口乾, 口渴(특히 야간)
4. 濃尿, 便秘

處方解說

本方은 肝腎陰虛, 즉 腎虛와 肝虛에 血燥를 兼한 者를 다스리는 처방이다. 腎虛와 肝虛는 虛熱로 인하여 津液이 消耗된 상태(血燥)로 本方은 腎陰氣虛를 滋陰溫補하여 虛寒과 虛熱을 淸解한다.

本方적응 體質者는 몸의 熱感을 느끼고 식은땀이 나며 피로를 잘 느낀다. 머리가 멍하고 思考力이 감퇴하며 어지러움이나 耳鳴, 難聽 등이 나타나는 경우가 있다. 口渴 또는 口乾이 있는데 특히 야간에 심하고 下腹部 腹筋이 無力하며, 허리와 무릎에 힘이 없고 手掌足心煩熱을 나타내기도 한다. 便秘氣가 있고 尿色은 濃厚하며 女性의 경우 無月經 또는 月經量少를 나타낸다.

脾虛 · 氣虛가 현저하여 食慾不振 · 下痢 경향시는 사용을 忌한다.

鑑　別

• 下體浮腫이나 冷寒症이 있으면 八味地黃丸을 응용한다.
本方은 八味地黃丸證에 準하는데, 陰證이라고 하기 힘들고 附子劑를 쓸 수 없는 사람에게 응용한다.

應　用

• 精力減退, 腰膝無力, 眼精疲勞, 白內障, 잇몸위축, 耳鳴, 耳聾, 夜尿症, 排尿困難, 頻尿 등 응용범위가 넓다.
• 小兒 및 乳幼兒의 發育不振, 知能發達 不良 등에 쓰인다.
• 腎虛로 인한 腦症狀.
記憶力減退, 思惟遲鈍, 잘 삐거나 잘 넘어짐, 老人, 中風 後遺症, 腦出血 手術患者 등에 많다.
머리가 멍하고 思考力 減退時에는 本方에 加味歸脾湯 또는 續命湯을 合方한다.
• 足煩, 足根痛에 응용한다.
• 無排卵, 無月經 또는 過少月經 등의 婦人科 疾患.
• 유명한 기침藥이다.
기침의 특징은 연속해서 끊임없이 나오는 것이다.
안할 때는 안 하고, 할 때는 연속적으로 기침을 한다.
살결이 검고 뼈가 굵은 경우에 좋다.
• 肝火를 치는 藥(龍膽瀉肝湯)을 쓰면 燥症이 발생한다.
本方을 사용하여 燥症을 예방한다.
• 貧血과 腎精不足時에는 四物湯을 合方한다.
實證 환자의 貧血에 응용한다.
• 毛髮脫落 防止를 위해 雙和湯을 合方한다.
• 夏節期 虛損勞熱에는 生脈散을 合方한다.(夏節期用 八味丸)
• 陰虛火動에 의한 咳嗽, 喘息에 대한 腎水補를 위해 滋陰降火湯에 本方을 合方한다.

74 乙字湯

을자탕

處方

柴胡(8.0), 黃芩(6.0), 甘草(6.0), 升麻(3.0), 當歸(12.0), 大黃(2.0~6.0)

證

1. 痛症, 痔核脫出 痔疾
2. 便秘

處方解說

本方은 小柴胡湯의 邊方으로 肝機能을 촉진하여 靜脈鬱血의 疏通을 원활하게 하는 각종 痔疾患에 널리 사용되는 처방이다. 直腸이나 肛門의 筋肉이 弛緩되어 肛門이나 痔核이 脫出한 痔疾이든가, 또는 肛門 括約筋이 痙攣强直되어 鬱血과 浮腫으로 出血과 疼痛이 수반되는 痔疾에 대한 처방이다.

本方적응 體質者는 虛實中間 정도의 體格으로 痔核, 脫肛, 便秘氣가 있으며 疼痛, 出血, 浮腫, 瘙痒感을 수반하는 경우에 좋으며, 특히 심하게 아픈 痔核(內外)에 더욱 좋다.

長期出血로 쇠약해 있을 때는 불가하다.

鑑　別

- 實證 體質者의 痔漏로 변비가 있고 증상이 激甚하고 急迫하며 炎症이 심할 때는 大黃牧丹皮湯을 選用한다.
- 아주 쇠약한 體質者의 痔漏에는 小建中湯이 좋고, 手足倦怠가 심한 허약자는 補中益氣湯이 좋다.

  脫肛을 일으켜 심하게 아픈 경우에는 當歸建中湯을 쓴다.

  慢性 痔漏로 묽은 고름이 持續되고 貧血, 쇠약증후에는 歸芪建中湯을 選用한다.

  虛證 痔漏에 十全大補湯을 장기복용하기도 한다.
- 出血이 심한 痔疾에는 芎歸膠艾湯이 좋다.

  虛證者 出血, 四肢冷感, 出血過多로 貧血者.
- 肛門 周圍의 膿瘍 痔漏로서 다소 衰弱 徵兆時는 托裏消毒飮을 選用한다.

應　用

- 痔疾, 痔核痛, 痔出血, 肛門裂傷, 脫肛初期, 婦人 陰部瘙痒症, 皮膚病內攻性神經症.
- 浮腫이 심할 때는 麻杏甘石湯을 合方하여 쓰면 經驗的으로 잘 듣는다.

  外痔核의 통증에 合方해서 사용한다.
- 통증이 심할 때는 甘草를 加한다.
- 脫肛 또는 痔核脫出 등으로 弛緩性일 때에는 補中益氣湯을 合方한다. 즉, 氣虛가 심하면 補中益氣湯을 合方한다.
- 本方은 皮膚病을 잘못 치료해서 內攻한 神經性 濕疹이나 外陰部搔痒症에도 경험적으로 잘 듣는다.

  本方에 柴胡加龍骨牡蠣湯을 合方한다.
- 痔出血. 三黃瀉心湯이나 芎歸膠艾湯을 合方한다.

  三黃瀉心湯에 乙字湯을 合方하면 좋은데 오랫동안 持續時는 적합지 않다.
- 解毒의 藥物을 活血작용이 있는 當歸로 하여금 血分에 끌어들인다라고 생각하여 炎症일반에 사용하는 것도 응용방법중의 하나이며, 老人의 陰部瘙痒症에 유효하다는 사실이 경험적으로 밝혀져 있다.

  陰部만이 아니라 全身的인 血熱의 發疹, 瘙痒 등에도 사용할만한 값어치가 있다고 한다.
- 炎症性 腫脹이 심하면 麻杏甘石湯이나 越婢加朮湯을 合方한다.
- 鬱血이 심하면 桂枝茯苓丸을 合方한다.
- 疼痛, 肛門部 痙攣이 심하면 芍藥甘草湯을 合方한다.
- 변비가 심하면 大黃甘草湯을 合方한다.

75 薏苡仁湯

의이인탕

處　方

薏苡仁(12.0), 當歸(8.0), 芍藥(8.0), 蒼朮(8.0), 桂枝(6.0), 麻黃(6.0), 甘草(4.0)

證

1. 關節痛, 痲痺疼痛
2. 關節運動障害

處方解說

本方은 四肢의 關節痛이나 筋肉痛症에 사용하는 濕痺에 대한 처방이다. 濕痺란 "濕"水分排泄(發汗 利尿)장해로 筋肉組織間에 水分이 停滯·浮腫이 원인이 되어, 이에 따라 血行循環障碍와 筋肉痙攣 등이 생긴 것으로 생각된다. 亞急性 내지 慢性初期 關節류마티스로 熱感, 腫脹, 疼痛이 있고 固定性 痲痺疼痛과 무겁고 倦怠로운 感이 있는 것이 특징이며, 류마티스 患部가 熱을 가지고 있으나 그다지 심하지 않고 장차 慢性化할 경향을 보이는 것에 활용한다.

- 關節 류마티스가 亞急性期 및 慢性期로 들어간 경우에 많이 쓰인다. 疼痛 및 腫脹이 맹렬하지는 않으나, 熱感 및 腫脹이 없어지지 않고 慢性的으로 移行하려는 것이 本方의 목표이다.
  關節炎으로 물이 고여서 熱感이 있고 腫脹, 疼痛이 慢性化하는 경우에 사용하면 좋다.
- 血液循環不全에 빠진 류마티스用. 亞急性期. 冷症은 없다.

〔明醫指掌〕

"手足流注(多發性 關節류마티스), 疼痛, 痲痺不引, 難以屈伸을 治한다"고 되어 있다.

역시 痲痺性 疼痛이 특징이다.

鑑 別

- 麻黃加朮湯, 麻杏薏甘湯보다는 重症이며, 附子劑를 쓸 수 없는 경우에 검토한다.
  熱과 疼痛이 依然 不去者.

〔麻杏薏甘湯〕

風濕이 아직 皮膚에 있고 關節에 이르지 아니한 상태.
汗出이 없고 水滯가 많아 疼痛이 심하고 發熱을 수반한다.

〔防己黃芪湯〕

氣虛한 者의 風濕으로 인한 浮腫이나 關節痛.
發赤, 熱感 등 熱證이 아닌 關節水腫에 응용한다.

〔桂枝加朮附湯〕

寒濕痺. 아픈 부위의 腫脹이나 疼痛이 가벼우며 熱感이 없고 冷하다.

應 用

- 多發性 關節류마티스, 漿液性 關節炎, 筋肉류마티스, 結核性 關節炎, 脚氣, 肩關節周圍炎, 膝關節水腫.
  亞急性期 및 慢性期에 들어간 경우에 자주 응용된다.
- 主治 : 一切風濕病, 關節炎, 神經痛, 류마티스, 四肢疼痛, 痲痺, 運動障碍 등으로 附子劑가 적응되지 않을 때.

76 二陳湯

이진탕

處 方

半夏(12.0), 陳皮(8.0), 赤茯笭(8.0), 甘草(4.0), 生薑(3片)

證

1. 惡心, 嘔吐
2. 白色喀痰, 咳嗽

處方解說

本方은 小半夏加茯笭湯에 陳皮, 甘草를 加한 것으로 燥濕化痰의 基本方이다. 胃內停水로 인한 惡心, 嘔吐 및 水毒으로 인한 諸症을 다스리며, 일명 諸痰飮治之總司方 또는 痰飮治之聖劑라고 한다.

本方은 二陳(半夏, 陳皮)이 主가 되어 肺의 痰濕에서 오는 咳嗽·喀痰을 주목적으로 한다. 한편 本方中의 主藥인 半夏는 辛燥성질이 강하므로 陰虛 熱燥證으로 痰이 잘 떨어지지 않을 때는 쓰면 안 되고 寒痰證에만 사용해야 한다.

應 用

- 惡心, 嘔吐, 頭痛, 眩暈, 咳痰, 氣鬱, 心悸亢進, 食傷, 腦溢血, 宿醉, 姙娠惡阻, 心下部不快感 등 痰飮에 의한 諸症에 응용한다.
- 小兒喘息으로 胸中停飮하여 喘息이 심하며 自汗, 口渴이 있을 때는 麻杏甘石湯을 合方한다.
- 惡心, 嘔吐, 腹部膨滿感 등 急慢性 胃炎증상이 있으면 平胃散을 合方(平陳湯)하거나, 小柴胡湯을 合方(柴陳湯)한다.
- 脾虛時 蔘苓白朮散을 合方한다.

77 人蔘湯

인삼탕

處 方

人蔘(6.0), 白朮(6.0), 乾薑(6.0), 甘草(6.0)

證

1. 顏色不良, 身體虛弱
2. 心下痞塞(腹痛, 嘔吐, 下痢)
3. 舌濕潤苔無 또는 微白苔
4. 手足冷
5. 稀薄한 唾液 또는 稀薄尿 多量

典 據

• 傷寒論曰, 霍亂, 頭痛 發熱, 身疼痛,
熱多欲飮水者, 五苓散主之
寒多不用水者, 理中丸主之.

• 傷寒論曰, 大病差後, 喜唾久不了了, 胸上有寒, 當以丸藥溫之, 宜理中丸.

• 金匱曰, 胸痺, 心中痞氣, 氣結在胸, 胸滿, 脇下逆搶心, 人蔘湯主之.

處方解說

本方은 脾胃虛寒, 裏虛寒·水를 溫裏하는 처방으로 中焦의 不調를 調理하는 方이다. 消化器中 특히 胃기능의 저하로 營養吸收가 나쁘고 新陳代謝가 저하된 者의 消化機能을 돕고 신체諸機能을 회복시키는 작용이 있다. 補氣보다는 溫裏효과가 主로서 心下冷, 胃內停水, 虛寒이 심하나 胃膨滿感은 적다. 胃의 機能衰退가 主因이다.

本方적응 體質者는 허약체질로 筋肉은 弛緩되고 貧血性으로 피로를 잘 느낀다. 血色이 나쁘고 生氣가 없고 피로하기 쉽고 대부분 마른 사람이다. 顏面과 口脣이 蒼白하고 稀薄한

唾液이 입안에 고인다. 舌濕潤 苔無 또는 微白苔가 나타나며 甘味, 또는 熱性 飮食을 좋아하며 食事量이 적다. 消化器 障碍에서 오는 胸痛 또는 胸痞가 있는데 虛證으로 心下 부위를 누를 때 통증이 가라앉는 것이 특징이다.

腹部가 無力하고 冷하며 脾胃虛寒으로 腹痛, 嘔吐, 下痢를 일으키기도 하며, 寒冷자극으로 증상이 악화하며 따스하게 加溫하면 증상이 경감한다. 胃部에 손을 대면 밑에서부터 올라오는 冷感을 느낀다. 手足이 冷하며 大便은 軟便 경향이고 小便은 稀薄尿를 다량 보는 경향이 있다.

本方 복용중 浮腫이 생길 수 있는데 이는 藥이 잘 맞는 징후이므로 계속 복용한다.

- 本方은 一名 理中湯이라고 하는데, 理中이란 三焦中 中焦의 不調를 調理하는 처방이라는 뜻이다. 中焦, 즉 胃의 機能衰退를 고친다는 의미로, 胃의 기능을 높이고, 寒冷으로 인한 胃의 무거운 느낌을 없애 주며, 血行을 원활하게 하고 新陳代謝 기능을 높여 준다.
- 人蔘湯 복용중에 浮腫이 나타날 때에는 茯苓을 배합하거나 五苓散, 苓姜朮甘湯 혹은 眞武湯을 合方하면 된다.
- 虛證의 胸痞, 消化器 障碍에서 오는 胸痞(胸痛)에도 쓰는데, 이 때는 心下부위를 누를 때 통증이 가라앉는다고 하는 것이 특징이다.

  狹心症性 胸痛이나 胃潰瘍 등 上腹部의 疼痛에도 사용할 수 있다.
- 人蔘湯은 胃潰瘍에 유효하다.

  특히 貧血性으로 손발이 차고 小便이 잦은 증상이 있으면 胃痛이 상당히 强한 胃潰瘍이라도 고칠 수 있다.

  거기에다 唾液分泌 亢進증상이 수반되면 治癒는 決定的이다.
- 大病이 치유된 후 묽은 침이 오래도록 계속되는 것은 胸部에 寒이 있기 때문이다. 이 證에는 理中湯을 熱湯에 풀어서 溫服하는 것이 좋다는 條文이 있다.
- 小便이 稀薄하고 排出量이 많은 현상은 胃潰瘍이나 胃아토니, 胃下垂症, 胃腸 神經症 등에 흔히 나타나는 것으로 虛寒의 胃腸疾患 治方의 중요한 목표가 된다.

鑑　別

〔安中散〕

虛弱 體質者, 胃痛, 空腹時 가슴쓰림, 신물, 嘔吐, 甘味를 좋아함.

〔茯笭飮〕

心胸中의 停水와 虛氣充滿, 不能食, 幽門通過障碍.

應 用

- 胃腸虛弱, 胃痛, 胃아토니, 胃炎, 胃潰瘍, 嘔吐, 下痢, 胸痛, 唾液分泌過多症 등에 응용한다.
- 臍腹痛에 기본약이다.
  배꼽 주위를 눌러보면 아프다고 한다.
- 上腹部 疼痛, 胃炎・胃潰瘍 등에 응용한다.
- 胃의 寒冷疼痛이 胸部에 미쳐서 胸痛이나 肋間神經痛 비슷한 증상을 나타낼 때에도 응용한다.
- 물과 같이 멀겋고 冷한 帶下에도 응용할 수 있다.
  當歸芍藥散과 合方하여 투약한다.
- 本方證으로 手足冷, 惡寒, 脈微弱인 경우에는 附子를 加한다(附子理中湯).
- 腹直筋拘攣이 있고 虛冷積氣上攻할 때는 小建中湯을 合方한다.(建理湯)
- 五苓散을 合方하여 陽虛浮腫 또는 泄瀉를 다스린다.(理笭湯)
- 陰疸에는 茵蔯蒿를 加한다.
- 胃弱으로 조금만 먹어도 腹滿을 느끼고 腹이 연약무력한 者.
- 脾胃가 寒冷한 者의 胃炎, 胃潰瘍에는 安中散을 合方한다.
- 泄瀉. 雷鳴이 없고 下痢하고 나면 기운이 빠진다.
- +桂枝湯.
  裏가 冷한 者(人蔘湯證)의 表寒・慢性頭痛에 응용 가능하다.
- 下腹部가 寒冷한 者의 下痢에는 眞武湯 또는 大建中湯을 合方한다.

78 人蔘敗毒散

인삼패독산

處方

人蔘(4.0), 羌活(4.0), 獨活(4.0), 柴胡(4.0), 川芎(4.0), 枳殼(4.0), 茯笭(4.0), 前胡(4.0), 桔梗(4.0), 甘草(2.0), 薄荷(1.0), 生薑(3片)

證

1. 惡寒發熱, 自汗
2. 頭痛, 身痛, 關節痛
3. 鼻塞
4. 脈浮緩

處方解說

本方은 荊防敗毒散에서 荊芥, 防風을 빼고 人蔘을 加하여 發汗작용은 좀 弱하게 하고 補氣를 더한 것으로, 氣虛한 者의 風寒濕表證에 대한 解表劑이다. 荊防敗毒散證과 비슷하나 胃腸이 弱하고 無氣力하며 自汗, 疲勞感이 있으면 本方을 쓴다. 發表劑中 유일하게 人蔘으로 補하면서 表熱證을 解表하는 表熱虛證에 적합한 점이 특징이다.

鑑別

〔蔘蘇飮〕

胃腸 虛弱者 感氣, 기침, 胃內停水

〔桂枝湯〕

虛弱 體質者, 表虛自汗, 氣上衝

〔葛根湯〕

無汗, 發熱惡寒, 項背部緊張, 實證

應 用

- 感氣, 인플루엔자, 濕疹, 두드러기, 瘡毒, 氣管支炎, 慢性關節류마티스 등에 응용한다.
- 風疹, 風毒 등 風邪가 體表에 있는 瘙痒性 皮膚病에는 消風散을 合方한다.
- 피로가 심하고 感氣가 兼하여 發熱時에는 雙和湯을 合方한다(雙敗湯).
- 自汗이 있고 無力感이 심하면 黃芪를 加한다.
- 腹部에 寒濕이 積滯된 者의 風寒濕表證에는 五積散을 合方하여 흔히 사용된다.

79 茵蔯蒿湯

인진호탕

處 方

茵蔯蒿(12.0), 山梔子(3.0), 大黄(4.0)

證

1. 口渴, 尿量減少
2. 黃疸(肝膽濕熱證)
3. 腹部微滿
4. 便秘

典 據

• 傷寒論曰, 陽明病 發熱汗出者, 此爲熱越 不能發黃也 但頭汗出 而身無汗 劑頸而還 小便不利 渴引水漿者 此爲瘀熱在裏 身必發黃者 茵蔯蒿湯主之.
傷寒六七日 身黃如橘子色 小便不利 腹微滿者 茵蔯蒿湯主之.
• 東醫寶鑑曰, 茵蔯蒿湯 治太陰症發黃.

處方解說

本方은 肝膽濕熱病의 代表처방인데 胸脇部의 實熱만 있어도 사용 가능하다. 肝膽濕熱이란 肝臟, 膽囊, 膽道系 炎症으로 膽汁生成 排泄障碍, 胃腸機能失調, 腸管內 가스停滯, 水分吸收排泄障害, 自律神經失調症 등을 말한다.

本方은 裏에 濕熱이 있는 경우에 쓰는 처방이므로 裏實의 證이 없으면 써서는 안 된다.

• 黃疸 치료약으로 유명하며 清熱化濕藥으로 구성되어 濕熱에 대한 처방이라고 할 수 있으며, 속에 鬱熱이 있어 煩悶하고 黃疸을 나타낼 때 쓴다.
더워하고 躁急해하며 上氣 등을 나타낼 때 좋다.
• 尿量減少, 身無汗, 便秘가 좋은 목표이다.

몸에서는 땀이 나지 않으면서 頭汗이 있고 舌乾燥, 口渴, 嘔吐感을 나타내며 胸內苦悶, 上腹部 微滿을 나타낸다.

體內의 潛在的인 水滯를 汗・尿・大便의 상태로 推察한다.

鑑 別

• 本方은 약간 實證이면서 몸에 땀이 전혀 안 나면서 목까지만 나는 頭汗인 데 反해서, 柴胡桂枝乾薑湯은 虛證으로 盜汗이 있으면서 頭汗이 있다.

應 用

• 黃疸, 肝炎, 두드러기
두드러기, 皮膚搔痒症, 濕疹 등에 탁월한 효과가 있다.
黃連解毒湯이나 十味敗毒散과 合方한다.

• 가슴이 답답하여 괴롭고 咽喉가 마르고 머리에 땀이 나기 쉬우며 변비가 있고 小便이 붉고 식욕부진한 자.
亞急性이나 慢性에는 五苓散을 合方한다.

• 식욕부진, 氣虛, 易疲勞 등 脾胃氣虛時에는 六君子湯, 四君子湯 또는 補中益氣湯을 合方한다.

• 往來寒熱, 胸脇脹痛 등이 있으면 小柴胡湯을 合方한다.(柴茵湯)
壯健체질인 경우 大柴胡湯을 合方한다.
肝炎, 腎炎, 네프로제 등에 小柴胡湯이나 大柴胡湯과 合方하여 사용한다.

• 濕熱中 濕證이 熱證보다 더 강한 경우 五苓散을 合方한다.
熱證이 强한 경우에는 黃連解毒湯을 合方한다.

80 炙甘草湯

자감초탕

處　方

炙甘草(8.0), 桂枝(6.0), 生薑(6.0), 大棗(10.0), 麥門冬(10.0), 乾地黃(8.0), 人蔘(4.0), 阿膠(4.0), 麻子仁(8.0)

證

1. 心悸亢進
2. 不整脈
3. 呼吸困難, 口乾
4. 盜汗
5. 皮膚枯凋
6. 便秘
7. 手足煩熱

典　據

- 傷寒論曰, 傷寒, 脈結代, 心動悸, 炙甘草湯主之.
- 金匱曰, 肺痿涎唾多 心中溫溫液液者 炙甘草湯主之.

處方解說

本方은 心氣虛, 心肺陰虛로 인한 結代脈, 心悸亢進, 呼吸困難에 대한 처방이다. 心肺의 氣가 虛하여 虛煩熱이 발생하고 이것이 心肺陰虛와 心悸亢進의 원인이 된다. 消耗性 疾患 등으로 異化작용이 亢進하여 氣血이 쇠약해진 상태에서 邪氣가 心下에 侵入하여 脈結代·心動悸 등을 일으킨 것이다.

本方적응 體質者는 氣血이 모두 虛하여 正氣가 부족한 사람으로 脫津이 된 상태로 숨이 가쁘고 피로하고 몸이 여윈다. 心氣가 虛하면 온몸의 기운이 빠지고 피로하기 쉬우며, 조금만 몸을 움직여도 숨이 차고 脈搏이 微弱하게 나타난다. 心의 陰虛로 인하여 일종의 건조증상과 虛熱이 생기며, 發汗 등으로 인한 津虛, 陰虛로 血中 水分量이 부족하게 된다. 즉 消耗性 疾患 등으로 全身的 營養 상태가 不良하고 消耗熱로 脫水現狀을 나타낸다. 얼굴의 볼 부근이 붉어지는 경우도 있으며, 입이 마르고 呼吸困難 증상을 나타내기도 한다. 肺痿로 침이 많이 나오고 속이 미식거리는 嘔吐症을 나타내기도 한다. 혀를 보면 舌乳頭가 떨어져 빨갛게 되어 있으며 건조하다. 심하면 거울같이 매끄러운 鏡面舌이 된다. 기침이 심하게 나서 가슴이 무엇이라고 形容하지 못할 정도로 기분이 나쁜 경우도 있다. 虛性 心悸亢進 發作으로 심장이 뛰고 가슴이 답답하며 結代脈을 나타낸다. 皮膚가 건조하고 盜汗이 있으며 手足에 煩熱感을 나타낸다. 津液부족으로 변비 경향을 보인다.

本方이 맞지 않는 사람은 胃腸장해, 下痢, 식욕부진 등을 일으킬 수 있다. 이런 증상이 나타날 때는 다른 처방으로 變方한다.

- 一名 復脈湯이라고 하는데, 心悸亢進과 呼吸困難이 있고 체력이 쇠약한 사람의 脈結代에 쓰는 처방이라는 뜻으로 붙여진 이름이다.
- 炙甘草湯은 補血劑로 분류되며, 發汗 등으로 인한 津虛, 陰虛로 血中 水分量의 부족에 의한 脈의 結代, 動悸, 呼吸困難에 대한 代表처방이다.
- 보통인 사람으로 땀이 나고 가슴이 답답한 자, 또는 過勞後에 땀이 나고 가슴이 답답하며 두근거리는 자, 熱이 조금 있고 기침이 많이 나서 가슴이 무엇이라고 形容하지 못할 정도로 기분나쁜 者에게 응용하면 좋으며, 몸이 허약한 사람이 무리를 너무 해서 일어나는 모든 증상에 응용하면 좋다.
- 體液을 增强시키고 營養을 보충하는 滋陰生津을 주로 하고 補氣藥은 오히려 적은 편이다.
- 本方은 結代脈, 心臟瓣膜症, 結核, 바세도우病, 煩燥症 등에 자주 쓰이며, 太陰人에게 많이 쓰이지만 太陽人도 잘 듣는 것으로 알려져 있다.

鑑　別

- 本方은 溫經湯證과 비슷한 皮膚枯凋, 手足煩熱, 口渴이 있으니 잘 구별해서 쓸 필요가 있다.(溫經湯은 手掌煩熱)

〔柴胡桂枝乾薑湯〕

動悸息切, 胸脇滿微結, 가슴이 건조하고 下腹部 冷, 軟便경향.

〔苓**桂朮甘湯**〕

心下部의 痰飮水毒이 上部로 動搖하여 생기는 心悸亢進. 起立性 眩暈, 胃內停水, 尿量減少, 手足冷.

〔半夏厚朴湯〕

發作性 心悸亢進, 發作時 尿意頻數, 숨을 내쉬면 편안해진다.

應　用

- 心臟瓣膜症, 心悸亢進, 心臟神經症, 期外收縮, 바세도우氏病, 肺結核, 自律神經失調症
- 心悸亢進, 結代脈, 胸苦, 手足의 煩熱感 및 疲勞感 등에 쓰는 代表方이다.
- 喘息 치료의 경우 많은 경우 合方하여 사용한다.
- 咳嗽發作時에 가래를 뱉으려고 하면 惡心을 유발하여 때로는 먹은 것을 吐할 때도 활용한다.
- 糖尿病. 胸內壓迫感, 呼吸促迫, 脈結代 등을 목표로 응용한다.
- 노이로제, 本態性 高血壓 등으로 動悸가 있는 사람, 顔色이 좋지 않은 허약자의 피로. 低血壓者에게 투약할 기회가 많다.
- 몸을 움직이면 숨이 몹시 차고 입안이 마르는 경우.
- 少陰人이나 寒少陰人의 高血壓에 桂枝加龍骨牡蠣湯을 合方하여 쓰기도 한다.
- 평소 불면증이 심한 사람은 酸棗仁湯을 合方하여 쓴다.
- 腎陰虛에는 六味地黃湯을 合方한다.
- 惡寒, 冷이 심하면 理中湯, 附子理中湯, 桂枝人蔘湯 또는 八味地黃丸을 合方한다.
- 欲吐(吐할 것처럼 속이 미식거리는 것)에는 小柴胡湯을 合方한다.
- 말을 많이 하면 입가에 거품이 생기는 경우, 양치질할 때 구역질이 날 때도 응용을 검토한다.
- 肺痿(肺氣腫樣疾患)으로 침이 많이 나오고 속이 느글느글 惡心 있을 때(心中溫溫液液) 本方에 桔梗을 加한다.
- 氣虛가 심(脈結代, 기운이 없다, 易피로, 식욕부진 등)하면 補中益氣湯, 四君子湯 또는 歸脾湯 등을 合方한다.

• 땀이 나면서 煩燥가 있고, 신경증상이나 히스테리가 있으면 浮小麥을 넣어 쓴다. 그러면 甘麥大棗湯과 合方한 뜻이 나온다.

81 滋陰降火湯

자음강화탕

處　方

當歸(8.0), 芍藥(8.0), 熟地黃(6.0), 乾地黃(6.0), 天門冬(6.0), 麥門冬(6.0), 白朮(6.0), 陳皮(4.0), 甘草(2.0), 黃柏(2.0), 知母(2.0), 生薑(2.0), 大棗(2.0)

證

1. 마른 기침
2. 끈끈한 가래(少量)
3. 咽乾
4. 식은땀
5. 腰膝無力
6. 逆上感

處方解說

本方은 八珍湯 加減方으로 肺腎陰虛에 대해 陰虛火를 淸熱瀉火하는 方이다. 消耗性 疾患 등으로 津液이 말라 腎水가 枯渴되어 陰虛火動하는 것을 補血滋陰하여 虛火를 가라앉힌다.

本方적응 體質者는 여위고 陰虛性 發熱을 나타내며 陰虛火動으로 腰膝이 無力하고 盜汗이 있고 皮膚가 淺黑하며 手足煩熱이 있다. 목이 마르고 마른기침을 하며 가래는 적거나 끈끈하다. 呼吸이 促迫하기도 하며 가래에 피가 섞여 나오기도 한다. 大便은 변비경향을 나타낸다. 舌質은 붉고 苔는 적으며 脈은 細數하다.

脾胃 허약자도 사용이 가능하지만, 皮膚가 蒼白하고 盜汗, 自汗, 胃腸허약하고 기침과 吐痰이 많은 者에게는 못 쓴다.

本方 복용으로 식욕이 감퇴하거나 泄瀉하면 맞지 않는 것이므로 變方하는 것이 좋다.

• 陰을 滋하고, 肝腎의 火를 내린다는 뜻에서 滋陰降火湯이라는 이름이 붙은 것이다. 本方證에서의 火는 實火가 아닌 虛火로, 消耗性 疾患 등으로 腎水가 枯渴되어 나타나는 陰虛火이다.

鑑　別

• 古方의 麥門冬湯證과 비슷하고, 그에 貧血의 藥을 加한 것이며 皮膚는 거무스레하고 枯凋, 변비氣가 있는 것을 목표로 한다.
• 기침은 힘이 있고 강하며 痰은 적다.
밤에 잠자리 들면 심하게 기침을 한다. 단 陰虛가 六味地黃湯證보다 강하다.

〔柴胡桂枝乾薑湯〕

허약체질, 頭汗出, 盜汗, 下冷上熱症, 胸脇滿微結, 軟便경향.

應　用

• 肺結核, 心臟結核, 急慢性 腎盂炎, 急慢性 氣管支炎, 乾性 肋膜炎, 糖尿病, 膀胱 尿道炎 등 消耗性 疾患으로 腎水가 缺乏한 데 응용한다.
• 六味地黃湯과 合方하여 腎水를 補하는 것이 중요하다(萬病回春).

82 芍藥甘草湯

작약감초탕

處　方

(白)芍藥(12.0), 甘草(12.0)

證

筋肉痙攣性 疼痛

典　據

- 傷寒論曰, 傷寒 脈浮 自汗出 小便數 心煩 微惡寒 脚攣急 反與桂枝湯 欲攻其表 此誤也(中略) 若厥愈 足溫者 若芍藥甘草湯與之其脚卽伸.
- 方藥合編曰, 芍藥甘草湯 主治 疼痛, 痙攣.

處方解說

本方은 鎭痙·鎭痛의 기본처방으로 平滑筋骨格筋의 痙攣性 疼痛을 가라앉힌다. 發汗, 기타 원인으로 津液이 漏出되어 脫津된 것을 보충한다. 즉, 血虛에 의한 筋肉痙攣性 疼痛(筋肉의 수축)에 대해 筋肉內 氣·血의 不和(痙攣)를 조정하는데, 신체 전체적으로는 작용하지 않고 국소적으로 작용한다.

筋肉痙攣에 의한 疼痛에는 잘 듣지만 水滯, 血滯로 오는 통증에는 他方을 생각해야 한다.

頓服으로 쓰는 일이 많고 만성질환에 장기복용하는 일은 별로 없다.

鑑　別

〔**桂枝加芍藥湯**〕

腹直筋 긴장, 虛腹滿, 時時腹痛, 後重.

〔**當歸建中湯**〕

腹直筋拘攣이 있는 腰腹痛(痛引腰背), 등을 앞으로 구부릴 때 더 아프다.

應　用

- 筋肉痙攣性 急激疼痛, 특히 脚部의 疼痛에 卓效가 있다.
- 胃痙攣, 急性 腹痛, 膽石痛, 腎石痛, 排尿痛 등 急慢性 통증에 卓效가 있다.
  本方 單方, 혹은 他方과 合方하여 자주 응용된다.
- 本方證으로서 手足厥冷, 惡寒 등이 있는 경우에는 附子를 加한다(芍藥甘草附子湯).

83 猪苓湯

저령탕

處　方

猪苓(6.0), 茯笭(6.0), 滑石(6.0), 澤瀉(6.0), 阿膠(6.0)

證

1. 尿量減少
2. 排尿困難, 排尿痛
3. 殘尿感, 頻尿
4. 輕度의 口渴
5. 舌濕潤

典　據

傷寒論曰, 陽明病, 脈浮而緊, 咽燥口苦, 腹滿而喘, 發熱汗出, 不惡寒反惡熱, 身重(中略), 若脈浮發熱, 渴欲飮水, 小便不利者, 猪苓湯主之.

處方解說

本方은 五苓散에서 桂枝, 白朮을 去하고 阿膠, 滑石을 加한 尿路專用藥으로 下焦濕熱用方劑이다. 熱證이고 虛證이며 濕證用 方劑로 심한 寒證이 아닌 한 지장이 없다. 利尿작용과 尿路의 消炎작용이 있어 尿量이 감소하고 尿가 잘 안 나오고 排尿痛 혹은 殘尿感이 있는 排尿障碍에 대해 頻用되는 처방이다.

本方적응 體質者는 그다지 허약하지 않은 者로 熱感 및 가벼운 口渴이 있고 舌은 濕潤하다. 尿量이 감소하고 排尿困難이 있고 排尿回數가 많고 殘尿感과 排尿痛이 있으며 간혹 血尿를 보이며, 때로는 煩燥不眠症 등의 증상을 나타낸다.

本方中의 猪苓은 利水過多로 津液을 損傷할 우려가 있으므로 津液不足者에게는 부적합하다.

- 濕熱이 下焦에 쌓여서 水熱이 서로 엉킨 상태, 즉 泄瀉를 하거나 尿量이 감소할 때를 대상으로 한다.

鑑　別

- 消渴(排尿回數 많고 排尿痛 있고 口渴)에는 陽證이면 本方, 陰證이면 八味地黃丸을 생각한다.
- 허약 體質者로 炎症이 강하고 排尿痛 수반시에는 五淋散이 좋다.
- 實證 體質者로 宿便이 있고 尿가 溜滯하여 괴로운 者의 경우에는 大黃牧丹皮湯을 選用한다.
- 五苓散과 적응 病理상태가 거의 비슷하나, 가벼운 炎症과 陰虛에 의한 熱證(熱感, 화끈거림)을 겸하는 점이 다르다.

  五苓散은 表熱 上焦水毒症에 쓰는 方이나, 本方은 下焦의 蓄熱水毒症에 의한 濕熱에 쓴다.

應 用

- 急慢性 尿道炎, 膀胱炎, 血尿, 排尿痛, 膀胱結石, 腎炎, 불면증
- 下焦의 濕熱로 인한 濃縮尿, 血尿, 下腹部痛, 排尿痛과 더불어 熱感, 口渴, 尿量減少, 煩燥不眠 등이 있을 때 활용한다.
- 신경쓰면 오줌소태者. 加味逍遙散을 合方하기도 한다.
- 下焦의 浮腫
- 腎結石에 芍藥甘草湯을 合方하여 쓰면 卓效가 있다.
- 尿路結石에 八味地黃丸을 合方한다.
- 炎症이 심하고 排尿痛, 頻數尿, 殘尿感時 黃連解毒湯을 合方한다.
- 胸脇苦滿, 口苦, 往來寒熱 등의 柴胡證을 수반하는 尿路感染症에는 小柴胡湯을 合方한다.
- 下半身이 冷한 者에게는 當歸芍藥散을 合方한다.
  頭重, 어깨결림, 貧血경향이 있으면 當歸芍藥散을 合方한다.
- 頭痛, 어깨결림, 변비, 下半身의 冷, 帶下 등이 있는 者는 桃核承氣湯을 合方한다
- 皮膚枯凋, 顔色不良 體質者로서 排尿困難, 排尿痛, 頻數尿를 목표로 四物湯을 合方하여 많이 활용한다.
  慢性 膀胱炎의 경우 효과가 크다.
  尿道, 膀胱腎 등 炎症으로 尿蛋白, 血尿 등이 있거나 結核性 腎炎으로 인한 배뇨장해에는 四物湯을 合方한다.
  小便에 血이 나올 때에도 本方에 四物湯을 合方한다.

84 調胃承氣湯

조위승기탕

處　方

大黃(8.0), 甘草(4.0), 芒硝(16.0)

證

1. 便秘
2. 脈・腹 緊張
3. 輕度의 腹滿
4. 舌乾燥

典　據

方極曰, 治大黃甘草湯證而實者.

處方解說

本方은 大承氣湯의 枳實, 厚朴 대신 甘草를 사용한 일종의 緩下劑로, 實證변비로 胃氣不和・腹滿而煩하는 데 쓰는 처방이다. 大黃甘草湯證으로 實한 者에게 적용되며 일반적 변비에 많이 사용된다. 腹滿이 大承氣湯보다 輕度인 때에 쓰는데, 頓服으로 쓰는 일이 많다.

本方적응 體質者는 實證 體質者로서 發熱이나 惡寒은 없다. 舌이 건조하고 口渴을 보이며, 신경증상이나 헛소리 등의 氣증상을 보이기도 한다. 胸痛과 心煩을 보이기도 하고 가벼운 腹滿을 나타낸다. 脈・腹 모두 힘이 있다.

- 承氣란 順氣의 뜻으로 氣의 循環이 잘되게 하여 便通을 원활하게 한다. 대표적인 처방으로 大承氣湯, 小承氣湯 및 本方이 있는데 이 中에서 本方이 작용이 가장 緩和하다.

鑑　別

• 大承氣湯이나 小承氣湯에서와 같은 심한 腹滿이 없고, 변비도 그다지 심하지 않은 경우에 응용한다.

應　用

• 熱性疾患에 따르는 변비, 熱性病, 急性 傳染病.
• 病後의 변비, 老人변비 등에서 입이나 혀가 마르고 배가 부른 氣味가 있는 것에 쓴다. 熱病으로 변비시 頓服으로 쓰는 일이 많다.
• 糖尿病. 식욕이 亢進하며 渴하고 大便이 秘結하는 것을 옛 사람들은 中焦의 消渴이라 하여 本方을 썼다.
• 潰瘍性口內炎. 實證으로 입에서 냄새가 나고 변비하는 경우에 쓴다. 常習的으로 되풀이 되는 환자는 때때로 복용하여 食毒을 제거하는 것이 좋다.
• 吃逆(딸꾹질). 변비가 있으며 吃逆이 있는 경우에 응용한다.

85 眞武湯

진무탕

處方

附子(2.0), 茯笭(6.0), 白朮(4.0), 芍藥(6.0), 生薑(6.0)

證

1. 新陳代謝機能衰退(外見上 生氣없고 疲勞)
2. 胃內停水, 腹痛·下痢
3. 腹部 軟弱無力
4. 手足冷
5. 尿色透明
6. 舌濕潤 苔無

典據

傷寒論曰, 少陰病 二三日不已 至四五日 腹痛, 小便不利, 四肢沈重疼痛, 自下痢, 此爲有水氣, 其人或咳, 或小便利, 或不利, 或嘔吐, 眞武湯主之.

處方解說

本方은 陰水를 加溫利水(溫陽利水)하는 처방으로 體內의 寒과 停水를 제거한다. 만성질환 등으로 新陳代謝 기능이 沈衰하여 表의 陽氣가 虛하고 內에는 寒과 水飮이 脾胃에 정체하여 각종 증후를 일으킨 者를 다스린다.

本方적응 體質者는 新陳代謝 기능이 沈衰한 陰虛證者로 元氣가 없고 顔色이 蒼白하며 추위를 심하게 탄다. 他覺的 所見에 비해 自覺症이 적다. 심장기능이 저하되어 있어 血液循環不全이며 따뜻한 기운이 全身에 미치지 못하기 때문에 몸이 冷하다. 低血壓인 경우가 많은데 쇠약이 심하고 眩暈이 있더라도 頭痛은 없다. 식욕은 보통이며 舌濕潤하고 苔가 없으며 咽喉건조가 있더라도 물을 마시려 하지 않는다. 腹部는 연약무력하고 冷하며 胃內停水를 認知한다. 腹痛을 일으키기도 하며 자각적으로 膨滿感을 호소하기도 한다. 四肢가 極度로 冷하며 四肢沈重, 運動失調, 身體 動搖感 및 下體浮腫을 나타내기도 한다. 또한 四肢가 무겁고 아프며 때로는 痲痺感을 나타낸다.

小便量은 적으나 맑은 편으로 頻尿경향을 나타낸다. 오래 持續되는 下痢 또는 軟便으로 下痢後 脫力感을 나타낸다. 老人에 많은데 하루중 가장 冷한 새벽에 下痢하며 失禁하기도 한다.

- 眞武湯은 冷症과 쇠약으로 胃의 水分이 水毒이 되어 上衝하여 眩暈, 耳鳴, 動悸, 嘔吐를 일으키게 되며, 下降하여 泄瀉를 일으키는 경우에 잘 듣는다.
  즉, 疲勞倦怠感, 手足冷症, 脈微弱, 胃內停水 등을 목표로 삼아 사용한다.
- 眞武湯은 水火를 동시에 관장하는 처방으로 생각하면 된다.
  水火를 동시에 관장하지만 그 중에서도 특히 腎陽虛를 보충하는 役割을 많이 한다.
  腎陽虛를 먼저 살려야만 腎陰虛가 안정되기 때문이다.
  腎陰虛가 더 진행되면 腎陽虛가 되므로 腎陽虛를 먼저 잡으면 일단 물의 妄動은 없어지게 되는 것이다.
- 眞武湯의 적응病態는 表의 陽氣가 부족할 뿐 아니라 신체 內部에도 寒冷한 氣가 있고 여기에 水分이 內在되어 있는 상태이다.
- 陽虛水乏이란 脾陽과 腎陽이 虛하여 泄瀉하거나 몸이 붓는 것(陰水)을 말하며 만성질환 등에서 볼 수 있다.
- 冷感을 수반하는 浮腫, 水樣便에 좋고 內濕의 발생원인인 氣虛, 陽虛를 根治하며, 장기간 사용해도 被害가 적다.

鑑 別

- 低血壓의 眩暈에 半夏白朮天麻湯을 쓰기도 하는데 眞武湯 쪽이 쇠약이 심하고 또 頭痛도 없다.
- 十味敗毒散으로 낫는 두드러기도 皮膚色보다 蒼白하거나 같으면 오히려 本方이 잘 듣는다.

〔小建中湯〕

허약체질, 야윈 型, 腹壁이 얇고 腹直筋 긴장, 虛腹滿.

〔大建中湯〕

腹部全體 軟弱無力, 蠕動亢進과 不安, 腹中에 冷感 및 가스가 차고 大便이 快通치 않다. 眞武湯證에서는 胃腸이 늘어져서 腹部가 軟弱無力하지만, 자각적으로는 膨滿感을 호소하며 泄瀉를 하는 경향이 있다.

應　用

- 胃腸虛弱症, 胃下垂症, 慢性腸炎, 腸結核, 慢性腎炎, 低血壓 등에 응용한다.
- 1日 2-3回의 慢性泄瀉로 脫力感을 호소하는 경우에 응용한다.
  주로 이른 새벽에 泄瀉하는 일이 많다.
- 먹으면 곧 泄瀉하는 경우에는 補中益氣湯을 合方한다.
- 冷感을 수반하는 浮腫. 陽虛의 浮腫에 대한 代表처방이다.
  軟하고 탄력이 없고 부스스한 느낌.
- 찬 藥을 복용하여 頻尿時에 쓴다.
  下焦가 冷하기 때문.
- 寒氣가 심한 感氣에 활용한다.
  一名 少陰病의 葛根湯으로 眞寒假熱性 發熱에 잘 듣는다.
  평소 胃腸이 허약한 사람이나 老人 등에 本方證이 나타난다.
  體溫이 높더라도 脈의 긴장이 弱하거나, 혀가 濕하고 手足이 冷할 때는 附子의 證이 있으므로 주의를 요한다.
  일반적으로 寒氣가 강하고 熱感은 전혀 없거나 거의 없는 感氣로 泄瀉를 수반하는 경우에 本方이 특히 좋다.
- 腸管狹窄 및 腸閉塞症
  泄瀉, 腹痛 및 蠕動亢進時 응용의 기회가 있다.
  배가 연약하고 힘이 없으며 冷한 가스가 차서 膨滿하는 경우에는 大建中湯과 合方한다.
- 下劑 복용으로 腹痛, 泄瀉를 일으켰을 경우 本方을 응용한다.
- 低血壓者의 피로, 眩暈, 四肢冷感에 응용한다.
- 肺結核 등으로 元氣가 없고 心臟이 쇠약하여 下痢 경향이 있을 때는 生脈散(麥門冬8, 五味子2, 人蔘3)을 合方한다.
- 浮腫이 심할 때는 五苓散을 合方하고, 氣虛가 분명할 때는 黃芪를 加한다.
- 臨床에서는 人蔘湯을 合方하여 쓸 경우가 많고 잘 듣는다.
- 腎臟에 陽氣가 부족하여 小便을 膀胱에 잡아두지 못하고 질질 흘리는 사람들에 좋다. 八味地黃丸도 이러한 경우에 응용한다.
- 皮膚瘙痒症.
  老人이나 허약자로 겨울에 많으며 皮膚에 이상이 없고 가려움만을 호소하는 경우 응용한다.

86 清上蠲痛湯

청상견통탕

處　方

麥門冬(5.0), 黃芩(4.0), 羌活(3.0), 獨活(3.0), 防風(3.0), 蒼朮(3.0), 當歸(3.0), 川芎(3.0), 白芷(3.0), 蔓荊子(2.0), 甘菊(2.0), 細辛(1.0), 甘草(1.0), 乾薑(0.5)

證

突發性 頑固한 頭痛

處方解說

本方은 風熱性 一切 頭痛에 대해 鬱熱을 淸解하고 통증을 제거한다. 좌우나 앞뒤, 新久불문하고 一切의 頭痛에 대해 유효한 것으로 頭痛에 대한 代表처방이다.

本方적응 體質者는 튼튼한 체질로 신체上部에 鬱熱이 있고, 上焦風熱로 突發性 頭痛, 頑固한 頭痛, 顔面痛, 激甚頭痛 등을 일으킨 者이다.

각종 頭痛藥으로 通用될 수 있으나 氣虛, 血虛 등 陰虛性 頭痛에만은 無效일 때가 있다.

鑑 別

〔頭痛에 대한 처방비교〕

本方은 上焦 風熱性 頭痛에 대한 처방으로 一切의 頭痛에 대한 通用方이다. 특히 눈이 원인이 되어 일어나는 頭痛인 경우 1次的 選擇藥이다.

五苓散은 偏頭痛에 대한 1次的 選擇藥으로 체질과 증상에 따라 가감 적용한다.

三黃瀉心湯은 욱신욱신하는 頭痛으로 心熱의 上衝으로 인해 頭部에 充血이 있어 逆上症을 일으킨 경우 활용한다.

苓桂朮甘湯은 脾胃의 寒飮이 上衝하여 발생하는 頭痛으로 앉거나 누으면 경감되는 특징을 나타낸다.

吳茱萸湯은 發作性 頭痛으로 嘔吐, 冷症, 氣上逆을 수반하며, 頭痛이 있을 때 心下가 膨滿하면서 가슴으로 치받힌다.

半夏白朮天麻湯은 평상시 胃腸이 허약하여 胃下垂・胃無力症 體質者로 脾胃가 허약하고 濁飮이 上逆하여 항상 頭痛으로 괴로워하는 자가 목표이다. 즉 痰飮頭痛이 목표이다.

麻黃附子細辛湯은 冷性 頭痛으로 머리가 시리면서 아프다고 하는 데 적용한다. 모자나 수건을 쓰고 머리를 따뜻하게 하면 덜 아프다고 한다.

溫經湯은 下焦 虛冷性 瘀血이 원인으로 신경을 많이 쓰거나, 또는 妊娠中絶을 여러 번 받은 부인에서 흔히 나타난다.

當歸鬚散은 瘀血이 맺혀 있어 오는 頭痛으로 통증부위가 固定, 바늘로 찌르는 듯한 刺痛에 응용한다.

桃核承氣湯은 實熱의 血瘀症으로 上衝을 일으킨 者로 변비, 氣上逆을 나타내는데 生理前, 야간, 冷性인 상태에서 증상이 악화한다.

當歸芍藥散은 血虛・脾虛・水毒性 瘀血證으로 頭重, 頭冒感을 나타낸다.

抑肝散은 腦血管 痙攣에 의한 頭痛, 頭重에 사용한다.

香蘇散은 胃腸허약하고 신경질인 사람의 氣鬱頭痛에 응용한다.

六味地黃湯, 八味地黃丸은 腎虛에 의해 머리가 무겁고 멍하고 思考力이 감퇴하는 데 응용한다.

小建中湯은 허약兒의 常習頭痛에 응용하는데 虛腹滿을 목표로 사용한다.

기타 外感에 의한 頭痛이나 柴胡證을 수반하는 頭痛 등, 통증의 종류가 다양하며 많은 처방들이 가감 응용된다.

應　　用

- 눈이 원인이 되어 頭痛이 일어나는 경우 1次的 選擇藥이다.
- 慢性 頭痛, 偏頭痛, 頑固頭痛, 腦腫瘍性 頭痛, 上顎腫瘍性 頭痛 등에 써서 탁월한 효과가 있다.
- 風熱이 上焦에 鬱結되어 발작적으로 激甚한 頭痛이 突發되는 경우.
- 특별한 원인이 없이 항상 머리가 아픈 경우, 바늘로 찌르듯이 아픈 경우에는 當歸鬚散을 合方한다.
- 偏頭痛의 경우 五苓散을 合方한다.
- 貧血로 頭痛時에는 補中益氣湯을 合方한다.

87 清上防風湯

청상방풍탕

處 方

防風(1.0), 荊芥(3.0), 山梔子(3.0), 黃連(3.0), 薄荷葉(3.0), 枳殼(3.0), 連翹(5.0), 白芷(5.0), 桔梗(5.0), 川芎(4.0), 黃芩(4.0), 甘草(0.5)

證

顔面, 頭部의 充血性 瘡癤

處方解說

本方은 上焦風熱에 대한 代表方으로 신체上部의 炎症, 특히 化膿性 炎症(風熱皮疹)에 대해 上焦火를 淸하고 頭面瘡癤 風熱生毒者를 治하는 淸熱祛風解毒劑이다. 荊防敗毒散으로는 가볍고 防風通聖散으로는 너무 强한 경우에 사용되는 처방이다.

本方적응 體質者는 튼튼한 체질로서 上焦 風熱로 顔面에 充血性 瘡癤(얼굴 여드름), 신체 上部에 化膿性 炎症, 顔面紅潮 등을 나타낸다.

虛寒症, 胃腸 허약자는 주의해서 써야 한다.

鑑　別

〔消風散〕

눈시울이 벌겋게 짓물러서 때때로 가렵고 아픈 경우에 적용.

〔桂麻各半湯〕

太陽病(表位) 중에서의 半表半裏에 病邪 ⇨ 發汗療法

입술이 붉어지는 蕁痲疹.

蕁痲疹, 上氣하여 微熱이 있고 가려움이 심한 경우.

〔여드름에 대한 처방비교〕

淸上防風湯은 여드름에 대한 1次的 選擇藥으로 신체 上部의 炎症, 化膿性 炎症에 사용하는데 특히 끝이 붉은 여드름에 좋다.

桃核承氣湯은 實熱의 血瘀證에 활용하는 처방이다. 生理가 시작되기 전에 얼굴에 뾰루지 등이 심해졌다가 生理가 끝나면 緩和되기도 한다.

桂枝茯苓丸은 끝이 검은 여드름에 가감 활용한다.

當歸芍藥散은 울퉁불퉁한 돌기상태가 없고 붉은색도 아니며 짜면 말간 물만 나오는 虛證性 여드름에 응용한다.

加味逍遙散은 生理가 시작되기 전에 얼굴에 작은 丘疹이 생겨 물만 나오고 흔적이 빨갛게 되는 여드름에 해당한다.

溫經湯은 虛寒性 鬱血이 下體, 骨盤內에 鬱血하여 피고름이 나오는 여드름에 해당한다.

防風通聖散은 肥滿性 卒中體質者, 일명 臟毒症 體質者의 여드름에 가감 응용한다.

荊芥連翹湯은 靑年期 腺病質者로 上焦風熱에 의한 頭上部의 慢性炎症에 응용하는 처방으로, 여드름에 他方과 가감 응용한다.

기타 十味敗毒散, 葛根湯, 排膿散及湯, 托裏消毒飮 등을 適宜 응용한다.

應　用

- 風熱皮疹, 頭部濕疹, 酒皶鼻, 黑皮症, 濕疹, 顔面紅潮症 등에 응용된다.
- 上焦에 風熱이 모여 表熱性 頭痛(惡寒, 發熱, 頭痛, 咽喉痛)에 응용하며, 眩暈이나 耳痛, 耳漏에도 좋다.
- 끝이 붉은 여드름에 좋다. 일반적으로 薏苡仁을 加한다.
  化膿이 심할 때는 金銀花, 薏苡仁을 加한다.
- 顔面・頭部의 發疹으로 赤味를 띠고 혹은 熱性이 있는 것.
  여드름, 頭部의 濕疹, 눈의 充血, 結膜炎, 마른 버짐, 赤鼻 등에 응용된다.

• 眼疾의 기본藥으로까지 보는 견해도 있다.
눈꼽이 끼면서 炎症이 있는 경우 排膿散及湯을 合方한다.
眼球充血에는 桂枝茯苓丸을 合方한다.
• 便通이 잘 안될 때는 大黃을 加한다.
변비가 있으면서 本方을 그대로 복용하면 일시적으로 發疹이 더 심해지는 경우가 있다.

88 清心蓮子飮

청심연자음

處　方

蓮肉(8.0), 人蔘(8.0), 黃芪(6.0), 茯笭(6.0), 地骨皮(4.0), 麥門冬(4.0), 車前子(4.0), 黃芩(4.0), 甘草(2.0)

證

1. 排尿障害(尿意頻數, 排尿痛, 殘尿感, 尿混濁, 遺精)
2. 神經症(不安焦燥, 不眠, 多夢, 神經質)
3. 全身倦怠
4. 口舌乾

處方解說

本方은 "上盛下虛"症을 목표로 주로 慢性化된 泌尿器系 疾患에 쓰는 方이다. 冷症으로 신경질적 경향이며 胃弱症으로 체력이 弱한 사람의 膀胱炎에 많이 응용하는데, 心과 腎의 熱을 식히고 脾와 肺의 虛를 補한다.

本方적응 體質者는 胃腸이 弱하고 全身倦怠感, 피로를 잘 느끼는 허약자로 신경이 銳敏하다. 흥분성 신경쇠약으로 신경질 경향이고 불안초조, 不眠, 多夢 등을 나타낸다. 식욕이 부진하고 口舌이 건조하며 口內炎이 잘 생기기도 한다. 胸煩과 動悸, 手掌足心煩熱 등을 나타내기도 한다.

排尿障碍로 尿意頻數, 排尿痛, 殘尿感, 尿混濁 등을 나타낸다. 性的 神經衰弱, 遺精, 莖中痒痛 등이 있기도 하며, 女性의 경우 쌀뜨물같은 帶下 또는 赤白의 帶下가 多量 나타나기도 한다.

- 本方證에서의 "上盛下虛"란, 본래 胃腸허약 體質者가 思慮過多, 정신적 육체적 과로, 酒色過多 등으로 虛熱이 위로 떠서 上部의 心熱이 旺盛해지고 下焦의 腎기능이 弱化되어 泌尿器系에 병적증상을 나타낸 것을 가리킨다.

- 方名의 淸心은 心火를 진정해 주고 心氣를 고정한다고 생각하면 된다. 그러므로 약간 더워하는 모습이 보일 경우 더 좋다.
  (病態의 主體가 陰虛라고 판단하면 된다.)
- 消炎효과는 강하지 못하여 尿路系의 심한 炎症에는 적합하지 않다.

鑑 別

- 膀胱炎의 경우 八味地黃丸證과 흡사한데, 胃腸허약으로 八味地黃丸을 사용할 수 없는 경우를 목표로 한다.
- 過勞時 小便이 混濁하고 排尿時 힘이 없고, 餘瀝으로 殘尿感이 있으며, 性神經衰弱의 遺精 ⇨ 桂枝加龍骨牡蠣湯으로 효과가 없을 때.
  만약 心火亢盛의 遺精이라면 龍膽瀉肝湯을 쓴다.

應 用

- 慢性 膀胱炎, 腎・膀胱結核, 急性 腎盂炎, 性的 神經衰弱, 遺精, 婦人의 帶下, 口內炎, 前立腺炎, 糖尿病 등에 응용한다.
- 無菌性인 尿道炎, 前立腺肥大에 좋다.
  만성증으로 신경이 예민한 胃腸허약자로, 체력이 쇠약하고 貧血氣味이며, 피로하면 바로 尿가 混濁하거나 排尿時 통증 또는 뇨가 남아 있는 듯한 불쾌감을 호소하는 경우에 응용한다.
- 만성질환이나 급성질환의 회복기에 氣陰陽虛가 생겨 배뇨이상을 나타내는 경우에 사용하면 좋다.
- 自律神經系 및 腦興奮性 增大로 안절부절 못하고 冷症으로 신경질적 경향을 띠는 경우에 사용한다.
- 赤白帶下가 多量 나오고 四肢倦怠感을 호소하는 婦人에 응용한다.
- 허약한 婦人의 쌀뜨물같은 帶下, 糖尿病으로 小便이 기름과 같고 파리하게 마르며, 腎臟結核의 初期로 尿가 混濁하고 虛熱이 있으며, 上盛下虛한 결과 口舌에 瘡이 생기는 症에 응용하면 좋다.
- 淺眠, 焦燥, 多夢에는 甘麥大棗湯이나 酸棗仁湯을 合方한다.
- 陰虛가 심하면 六味地黃湯이나 炙甘草湯을 合方한다.
- 遺精, 夢精에는 桂枝加龍骨牡蠣湯을 合方한다.

89 托裏消毒飮

탁리소독음

處方

人蔘(3.0), 川芎(3.0), 白朮(3.0), 當歸(3.0), 茯苓(5.0), 皂角刺(2.0), 金銀花(1.5), 黃芪(1.5), 甘草(1.0), 白芷(1.0)

證

化膿性 癰疽

處方解說

本方은 裏의 病毒을 손으로 밀어낸다는 뜻으로 化膿性 疾患의 解毒과 强壯을 겸한 처방이다. 체력 補强으로 病毒이 內攻 못하도록 하는 한편 排膿促進과 肉芽生成으로 病毒을 疏散시키는 효능이 있다.

本方적응 體質者는 虛實中間 體格으로 化膿症으로 癰疽가 潰한데도 氣血이 虛하여 속히 아물지 않을 때 解毒과 强壯을 목표로 사용된다. 化膿이 되었으면 潰하고 아직 化膿이 안 되었으면 疏散시킨다.

鑑別

- 化膿 初期에 체력이 충실하고 炎症充血이 심하고 熱이 있을 때는 葛根湯合排膿散이나 十味敗毒散으로 表熱病毒을 발산시킨다.
- 체력이 허약하고 肉芽新生이 안 되고 病毒發散 氣力不足時는 歸芪建中湯을 쓴다.
- 柴胡桂枝乾薑湯 --- 맑은 分泌物.
- 桂枝加黃芪湯 --- 慢性으로 옮겨져, 虛證의 상태에서 묽은 膿이 오래 끄는 사람에게 좋다.

應　用

- 癰, 癰疽, 化膿性 乳腺炎, 化膿性 中耳炎, 肛門周圍炎, 化膿性 關節炎, 기타 化膿性 炎症에 응용한다.
  虛實 中間 정도의 체질로 慢性으로 移行하여 排膿이 그치지 않는 것에 쓴다.
- 肛門周圍 膿瘍, 痔漏.
  고름이 나오고 다소 쇠약한 징조시 사용한다.
  結核性인 것, 혹은 체질이 허약하여 大黃牧丹皮湯 등의 처방을 쓰기 곤란하고, 혹은 排膿後 만성으로 경과하여 痔漏를 남겨서 化膿이 멈추지 않는 것에 쓴다.
- 炎症性 帶下, 淋疾 등에도 응용 가능하다.

90 八味地黃丸

팔미지황환

處　方

乾地黃(16.0), 山藥(8.0), 山茱萸(8.0), 澤瀉(6.0), 茯笭(6.0), 牧丹皮(6.0), 肉桂(2.0), 炮附子(2.0)

證

1. 小腹不仁(下腹部無力)
2. 腰膝無力, 腰痛
3. 排尿障碍(夜間頻數多尿, 小便不利)
4. 口乾, 口渴
5. 眼睛疲勞
6. 手足冷 또는 手足煩熱

典　據

金匱曰, 虛勞 腰痛, 小腹拘急, 小便不利者, 八味丸主之.
－夫短氣有微飮, 當從小便去之, 八味丸主之.
－男子消渴, 小便反多, 以飮一斗, 小便一豆, 八味丸主之.

處方解說

本方은 腎虛(陽・陰氣)를 補하는 代表처방이다. 腎氣(腎臟・膀胱・利尿 生殖機能)의 虛를 補하는 基本方이다.

本方적응 體質者는 腎기능이 虛한 者로 下體가 無力하며 老人, 허약자에 많다. 顔色이 검으며 眼睛의 피로를 잘 느끼며 口乾, 口渴 때로는 食慾 異常亢進을 나타낸다. 下腹部가 無力(小腹不仁)하고 下腹部 痲痺 또는 下腹直筋緊張을 나타낸다. 手足冷 또는 手足煩熱

을 나타내며 腰痛, 혹은 발이나 허리에 熱感이 있을 수 있으며 下肢가 無力하다. 小便量이 증대하거나 감소하기도 하며 排尿困難 또는 夜間頻數多尿가 나타나며 性慾이 감퇴한다.

下痢, 嘔吐, 식욕부진 등 消化器에 이상이 없는 점을 확인하고 응용해야 한다.

- 本方은 腎氣의 虛를 補하는 처방이라 하여 一名 腎氣丸이라고 하며, 幼少年에 쓰는 일은 적고 주로 中年以後 老齡者에게 널리 사용된다.
- 八味丸 Ex는 附子, 肉桂의 양이 적고 牧丹皮, 澤瀉 등 淸熱효능이 있는 藥物이 배합되어 있어 補陽散寒 효능은 충분히 기대할 수 없어 完全한 補養劑로 볼 수는 없다.

鑑 別

- 幼少兒, 또는 熱性체질로 陰證이라고 하기 힘들고 附子劑를 쓸 수 없는 사람의 腎을 補할 목적으로는 六味地黃湯을 사용한다.
- 만약 虛證者로 胃腸이 弱하고 口渴이 없으면 苓姜朮甘湯을 생각한다.

應　用

- 腰痛, 坐骨神經痛, 下肢痛, 前立腺肥大症, 膀胱炎, 尿崩症, 尿閉, 尿失禁, 遺尿症, 白內障, 糖尿病, 視力減退, 陰痿, 性的 神經衰弱, 早漏症, 萎縮腎, 動脈硬化症, 老人性皮膚瘙痒症 등에 응용한다.
- 下焦의 消渴(糖尿)에 대한 처방이다.
  옛날부터 消渴 처방으로 유명하며, 일반적이고 잘 듣는다.
  口渴 특히 야간의 口渴, 多尿, 腰痛, 疲勞倦怠, 陰痿 등을 목표로 사용한다.
  腎臟炎, 腎盂炎, 膀胱炎을 함께 일으킨 경우에도 좋다.
- 腎盂炎. 慢性으로 微熱, 排尿時 不快感.
  小便이 자주 마려운 등의 증상이 오래 계속될 경우 쓴다.
- 임플란트 施術後 齒槽骨의 회복촉진.
- 下肢無力症에는 雙和湯을 合方한다.
- 變溫. 겨울에는 추워서 못 견디고 여름에는 더워서 못 견디는 경우.
- 식욕부진, 軟便下痢 등 脾氣虛할 때는 六君子湯을 合方한다.
  脾胃氣虛로 消化不良, 泄瀉 경향시에는 六君子湯이나 眞武湯을 合方한다.
- 胃腸장해가 있을 때는 보통 人蔘湯을 合方한다.
- 뚜렷한 陽虛를 보이면 理中湯, 附子理中湯, 眞武湯, 桂枝人蔘湯을 배합할 필요가 있다.
- 小兒 夜尿症에는 桂枝加龍骨牡蠣湯, 小建中湯 또는 黃芪建中湯을 合方한다.
- 糖尿病性 眼疾患에는 桂枝茯苓丸을 合方한다.
- 腎結石. 때때로 疼痛을 일으키나, 평소에는 腰痛 혹은 腰背의 倦怠感을 호소하는 정도의 경우 오래 지속하여 쓴다.
  根治되는 경우도 있고, 根治되지 않더라도 發作은 경감한다.

91 平胃散

평위산

處　方

蒼朮(12.0), 厚朴(6.0), 陳皮(7.0), 甘草(5.0), 生薑(5.0), 大棗(5.0)

證

1. 消化不良
2. 食後腸鳴
3. 强健體質

處方解說

本方은 胃氣를 다스리고 水毒을 없애주는 理氣化濕의 基本方으로 濕毒脾胃(食毒, 水毒)를 제거한다. 理氣란 주로 自律神經의 緊張과 亢進에 의해 消化管이나 血管壁 등의 平滑筋이 緊張痙攣되어 各器官 기능이 정체(氣滯)됨을 正常化시키는 것을 말한다.

本方적응 體質者는 脈·腹 共히 허약하지 않은 평소 튼튼한 사람으로, 消化不良이며 暴飮暴食으로 胃痛이 생기고 嘔吐나 下痢하고 나면 개운한 사람이다.

貧血이 심하고 腹直筋이 弛緩되어 있는 虛證者에게는 禁忌이다.

應　用

- 急性胃炎, 食事性 喘息, 口內炎, 胃下垂, 스테로이드 多量 服用者 등에 응용한다.
- 五苓散을 合方하면 胃苓湯이 된다.
  口渴, 胃內振水音, 腹滿에 尿量減少 증상이 있는 것에 쓴다.
  平胃散證과 같으나 水分代謝異常을 겸한 것, 夏節期 冷房病으로 온 胃腸障碍와 暑滯(더위), 急慢性 腸炎, 水瀉性 下痢 등에 응용한다.
- 過食하면 喘息이 일어나는 사람.
- 暴飮, 暴食으로 胃粘膜의 炎症充血時는 黃連解毒湯을 合方한다.
- 胸脇苦滿, 口苦, 舌白苔 등 柴胡證이 있을 때는 小柴胡湯을 合方(柴苓湯)한다.
- 보다 消化力을 强化시키기 위해서 砂仁, 香附子를 加한다(香砂平胃散).

92 香蘇散

향소산

處 方

香附子(6.0), 蘇葉(6.0), 陳皮(5.0), 甘草(3.0), 生薑(4.0)

證

1. 胃腸虛弱
2. 神經症, 氣滯
3. 感氣

處方解說

本方은 脾胃氣滯에 대해 理氣和胃(胃腸蠕動促進, 分泌促進, 鎭痙, 止吐 등)하는 동시에, 胃腸虛弱(心下痞)하고 神經質(氣滯)인 사람의 初期感氣에 대해 理氣解表(發汗 解熱)하는 方이다. 脾胃氣滯란 氣의 鬱滯로 自律神經의 지나친 緊張으로 인한 胃腸蠕動障害, 가스정체, 腸管痙攣, 腹痛, 腹部 膨滿感 등의 증상을 말한다.

氣의 鬱滯가 원인이 되어 食滯로 心下痞感, 腹部膨滿感, 腹痛, 惡心, 嘔吐나 胃腸型 感氣에 쓰도록 되어 있으며, 風寒邪 侵入으로 氣運行이 막혔을 때 行氣를 시켜 外邪를 發表하는 처방이다.

本方적응 體質者는 허약 체질자로서 氣鬱 神經症이 있으며 胃腸이 허약하고 心下痞感을 호소하며 頭痛, 微熱, 頭重感, 어깨결림 등을 나타낸다.

自汗이 있거나 極度로 쇠약해져 있는 사람은 忌한다.

- 胃腸이 허약하여 葛根湯이나 桂枝湯 등을 복용하면 胸痞感을 호소하는 사람에게 사용하기 좋은 發表劑로, 氣鬱을 兼한 경우에 특히 적합하다. 허약자, 姙産婦, 老人 등으로 胃腸이 허약하고 氣鬱 神經症을 兼한 경우에 안심하고 사용할 수 있는 처방이다.

鑑　別

〔蔘蘇飮〕

胃腸허약 體質者의 感氣, 기침.

氣虛를 益氣하는 點이 本方과 다르다.

應　用

- 식욕부진, 불안, 신경쇠약, 히스테리, 氣鬱頭痛, 魚肉食中毒에 의한 發疹, 月經不順症, 月經困難症 등에 응용한다.
- 胃腸 허약하고 신경질인 사람의 初期感氣.
- 추워서 옷을 껴입으면 답답해서 벗고, 벗으면 또다시 추워지는 그런 初期感氣에 유효하다.
- 신경질로서 頭痛, 頭重, 微熱, 식욕부진 등의 증상이 있고 內科的 所見이 적은 者.
- 허약한 婦人이나 老人으로 신경증상이 著明하고 頭痛, 어깨결림, 不眠, 피로, 식욕부진 등을 호소하는 者.
- 感氣 등 熱病後 難聽 耳鳴에는 小柴胡湯을 合方한다.
- 虛證性 瘀血證者, 姙娠中 中毒이나 浮腫에는 當歸芍藥散을 合方한다.
- 弛緩性 體質로 手足倦怠가 심한 경우에는 補中益氣湯을 合方한다.
- 不安感, 憂鬱症 등 신경증상이 심할 때는 證에 따라 柴胡桂枝湯, 加味逍遙散, 半夏厚朴湯 또는 柴胡桂枝乾薑湯 등을 적의 合方하여 응용한다.

93 荊芥連翹湯

형개연교탕

處 方

荊芥, 連翹, 防風, 當歸, 川芎, 芍藥, 柴胡, 枳實, 黃芩, 梔子, 白芷, 桔梗(各1.5), 甘草(1.0)

證

1. 青年期 腺病質者(여위거나 筋肉型, 皮膚色 淺黑 暗褐色, 神經症)
2. 風熱炎症(耳鼻咽喉 慢性炎症)
3. 腹直筋 緊張

處方解說

本方은 青年期 腺病質者의 체질개선제로 耳鼻咽喉나 肺의 慢性 炎症을 목표로 專用된다. 腎經 風熱에 의한 耳痛, 耳膿뿐만 아니라 風熱이 上發하여 頭上諸症을 야기시킨 上焦風熱諸證을 다스리며 腺病質 체질개선제로 널리 응용되는 처방이다.

本方적응 體質者는 마른 型 또는 筋肉型으로 頭上部에 慢性的인 炎症이 있으며, 腹直筋이 긴장되어 있고 간지럼을 잘 탄다. 皮膚는 검으스레하며 淺黑 내지 暗褐色, 혹은 銀色의 光澤을 띠며 手足裏가 濕潤하다.

鑑 別

- 耳腫痛에 쓴다. 初期에 熱이 있으면 葛根湯을 쓰시난 그것으로 효과가 없거나 약간 길어질 때는 本方이 좋다.

應　用

- 風熱炎症 ---耳鼻咽喉나 肺의 慢性 炎症.
  中耳炎, 外耳道炎, 蓄膿症 등.
- 체질개선제로 靑年期의 腺病質者.
- 炎症이 심하면 黃連解毒湯이나 桔梗, 石膏를 加한다. 혹은 排膿散及湯을 合方한다.
- 皮膚乾燥, 陰虛・血虛가 심하면 四物湯이나 六味地黃湯을 合方한다.
- 氣虛가 심하거나 胃腸障害時에는 補中益氣湯을 合方한다.
- 瘀血 수반시에는 桂枝茯苓丸, 桃核承氣湯, 通導散 등을 合方한다.
- 臟毒症 體質의 蓄膿症은 本方에 防風通聖散을 合方하지 않으면 根本치료가 곤란하다고 한다.
- 熱證의 濕疹에 1次 選擇藥으로까지 추천되는 方劑이다.

94 黄芩湯

황금당

處　方

黄芩(6.0), 大棗(6.0), 芍藥(4.0), 甘草(4.0)

證

1. 腹痛, 下痢
2. 發熱(往來寒熱 없음)

典　據

方極曰, 治下痢, 腹拘急者.

處方解說

本方은 熱性下痢에 대한 처방으로 發熱하고 泄瀉와 腹痛이 있으며 粘血便 등이 있으면서 排便이 될 듯하면서 排便되지 않는 증상에 사용한다.

本方적응 體質者는 發熱은 있으나 往來寒熱은 없다. 頭痛이 있거나 간혹 口苦가 있다. 腹痛이 있고 腹直筋이 拘攣되며 心下痞가 있기도 하며, 下痢는 1일 7-8回로 排便前에 腹痛이 있고 排便後에도 後重感이 있으며 죽같은 泄瀉를 한다.

- 本方 복용으로 증상이 심해진다면 熱性이 아니라는 뜻이다.
  蔘苓白朮散이나 眞武湯으로의 처방 변경을 검토한다.

鑑　別

- 小柴胡湯은 熱寒多者에 쓰고 本方은 熱多者에 適方이다.
- 항상 水樣性 下痢에는 주로 利水劑가 들어있는 처방이, 죽같은 泄瀉에는 黃芩湯과 같이 黃連, 黃芩이 들어 있는 처방을 사용한다.
- 葛根湯의 경우는 腹痛이 적고 가벼우며, 黃芩湯의 경우는 腹痛이 있는 경우가 많고 혹은 통증이 심하다.

  또 葛根湯에는 心下痞가 없다.

〔桂枝加芍藥湯〕

時時腹痛, 腹滿, 後重.

雷鳴이 없고 下痢하고 나도 뒤가 무겁다.

泄瀉와 변비가 교대로 일어나기도 한다.

應　用

- 急性腸炎, 大腸炎, 發熱, 腹痛, 熱性 下痢, 개의 血便
- 利水효능이 弱하므로 水分이 많은 泄瀉나 尿路系 炎症에는 猪苓湯을 合方한다.
- 스트레스에 의한 潰瘍性 大腸炎에는 柴胡桂枝湯이나 四逆散을 合方한다.

95 黃連解毒湯

황련해독탕

處 方

黃連(2.0), 黃芩(5.0), 黃柏(5.0), 山梔子(5.0)

證

1. 上半身 充血症狀
2. 精神不安, 不眠
3. 舌乾燥, 口渴

處方解說

本方은 三焦의 實熱에 대한 기본처방으로 熱性病의 急性期뿐만 아니라 實熱이 慢性化한 雜病에 널리 응용되는 처방이다.

三焦의 實熱로 인하여 생긴, 炎症과 充血을 동반하는 諸症을 치료하는 것이 本方의 목표로서, 陽實證者의 炎症・充血을 제거하고 精神不安을 가라앉히는 효과가 있다.

本方적응 體質者는 實證者로 脈・腹 共히 힘이 있고 上半身의 充血증상으로 顔色이 붉고 上衝하는데, 때로는 下半身의 貧血증상을 나타낸다. 精神不安, 不眠 등을 나타내며 舌乾燥, 口渴 등이 있으나 腹證의 이상은 없다.

鑑 別

- 本方은 三黃瀉心湯과 비슷한데 그보다 一層 깊은 곳에 身熱이 있기 때문에 舌이 건조하고 精神不安이 심한 者에게 쓴다.
  단, 변비가 없는 것을 목표로 한다.

應　用

- 熱性病, 高血壓, 腦充血, 精神不安, 노이로제, 不眠症, 血道症, 諸出血, 酒皶鼻, 藥物中毒, 宿醉, 胃炎, 皮膚瘙痒症 등에 응용한다.
- 不眠症. 腦血管 充血에 의한.
- 陽實證이면서 변비인 者는 大黃을 加한다.
- 飮酒과도로 인한 急性 胃腸障害와 惡心, 嘔吐, 上衝이 있으면 五苓散을 合方한다.
- 暴飮, 暴食으로 胃粘膜의 充血, 炎症出血時는 本方에 平胃散, 半夏瀉心湯을 合方한다.
- 皮膚가 枯凋되고 營養不良(血虛)의 慢性 炎症, 腦充血, 興奮性 增大 및 血管透過性 增大 등 血熱性 慢性 炎症, 皮膚病 出血 등이 있을 때는 補血하는 四物湯을 合方한다.
  즉, 萬病回春의 溫淸飮이 되어 乾燥性 皮膚病에 유효한 常用方이다(溫淸飮의 項 參照)
- 火傷으로 인한 火氣를 빼는 데 응용한다.
  火傷으로 水疱가 생긴 경우에는 五苓散을 合方한다.
- 녹용을 먹고 熱이 나며 코피가 나는 경우에는 반드시 本方을 활용한다.
- 두드러기, 濕疹 등으로서 熱證이 强한 경우, 茵蔯蒿湯 또는 十味敗毒散과 合方하여 응용할 기회가 있다.
- 炎症이 심하고 排尿痛, 頻數尿, 殘尿感이 있을 때는 猪苓湯에 本方을 合方한다.

参 考 文 獻

· 現代科學韓方,趙弼衡, 第一出版社

· 漢方常用100方解說, 金慶厚, 第一社

· 漢方診療医典, 白允基譯, 高文社

· 一般用漢方處方의 길잡이, 趙弼衡譯編, 中央文化印刷社

· 漢方古方治驗二十年, 崔天命, 第一社

· 女性疾患에 對한 漢方名藥, 翰成社編輯部譯編, 翰成社

· 상한론, 이케다 마사카즈, 청홍

· 금궤요략, 이케다 마사카즈, 청홍

• 著者略歷

서울고등학교 졸업
서울대학교 약학과 졸업
대전 조은약국(現)

常用韓藥엑스劑 活用法

초판인쇄 2009년 5월 20일
초판발행 2009년 5월 23일

지 은 이 尹 康
펴 낸 이 류 재 식 · 김 영 철
펴 낸 곳 도서출판 북 넷

출판등록 2007. 11. 1 / 제203-90-00857
주 소 서울시 용산구 효창동 5-3 대신빌딩 2층
전 화 (02) 395-2341 / (02) 395-2303
e-mail : book2341@naver.com

ISBN 978-89-93740-08-0 (93510)

정가 50,000원

e-mail : joeunph@nate.com